Knaur

Fitness mit allen Sinnen

Bollywood DANCE

Der neue **Workout-Trend**

Knaur

Ulaya Gadalla

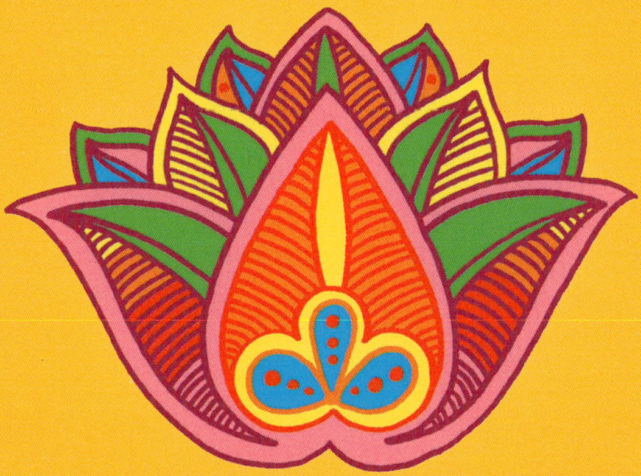

Fitness mit allen Sinnen

Bollywood DANCE

Der neue **Workout-Trend**

www.knaur-ratgeber.de

Inhalt

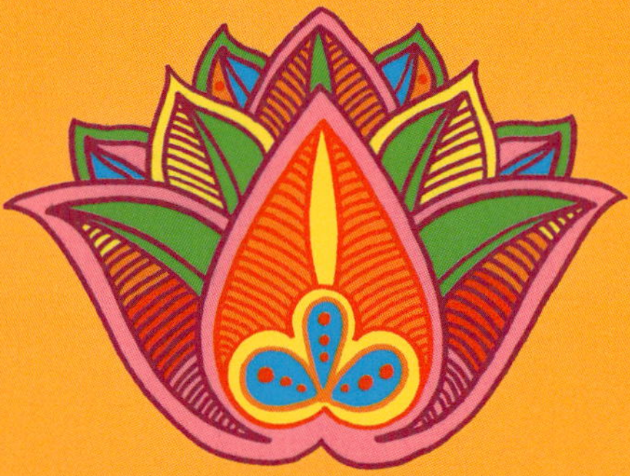

Geben Sie Ihren Emotionen Bewegung

Ein Tanz- und Bewegungstrend eroberte beinahe über Nacht die Welt: der Bollywood-Dance. Indische Filme aus der Traumfabrik Bollywood machten ihn so populär. Es ist ein erfrischender Mix aus traditionellem indischem Tanz sowie Elementen aus dem Jazztanz, Hip-Hop und Flamenco, außerdem aus orientalischen, afrikanischen und anderen Anleihen. Bollywood-Dance verbindet Lebenslust mit effektivem Körpertraining.

Da die indische Körperphilosophie den Menschen bereits seit alters her ganzheitlich betrachtet, sind besonders die Bewegungsbausteine aus dieser Kultur beachtenswert. Schon immer bewundert der westliche Betrachter zwar die raffinierte, hoch entwickelte Tanzkunst Indiens, er kam bisher aber kaum noch auf die Idee, diese in seine eigene Körpersprache zu integrieren. Dabei sind viele der temperamentvollen, wunderbar fließenden, erotischen Bewegungen leicht nachzumachen.

Was am Bollywood-Dance so faszinierend ist

Wer jemals einen indischen Film gesehen hat, gleich welchen Genres und welcher Epoche, erinnert sich wahrscheinlich immer noch hingerissen an die darin enthaltenen Tanzszenen – selbst wenn er die Handlung längst wieder vergessen hat. Ich lernte den »Hindi-Filmtanz« in den späten Siebzigerjahren im damaligen Ceylon (Sri Lanka) kennen, während ich als junges Mädchen

die wunderbare Möglichkeit nutzen konnte, längere Zeit in einer singhalesischen Familie zu verbringen.
An elektronischer Unterhaltung gab es dort zu dieser Zeit höchstens ein altes Grammophon. Doch in Colombo stand ein Filmpalast, in den mich meine Gastgeberin, ihre Freundinnen und weiblichen Verwandten häufig einluden. Gegen den Aufwand an kosmetischen Vorbereitungen für diese Abende und schließlich unseren Aufmarsch ins Kino, den wir in glitzernde, goldfarbene Saris gehüllt erlebten, verblassen selbst Opernfestspielpremieren in Europa. Noch mehr als der Handlung der Melodramen schien das Publikum den Tanz- und Musikszenen entgegenzufiebern, über die es während der Vorführung lautstark fachsimpelte. Danach wurden die Filmtänze in geselliger Runde zu Hause begeistert umgesetzt. Es gab dort immer jemanden, der Musik machte. Tief eingeprägt hat sich außerdem meine Erinnerung an die Kandyan Dances of Sri Lanka, an die energiegeladenen barfüßigen Männer, die eine fast artistische Variante des südindischen Kathakali tanzen.

... Wisse, Du Seele
Fährst in einem Wagen,
Der Wagen ist gleichsam der Körper,
Wisse, Dein Verstand ist der Wagenlenker,
Und Dein Wille hält die Zügel,
Die Gefühle, sagt man, sind die Pferde ...

Kathopanisad, Vers 4 - 5

Ich selbst habe mich wenig später dem ägyptischen Tanz verschrieben, ohne jedoch meine »erste große Liebe«, den indischen Filmtanz, dabei zu vergessen. Gewisse Bewegungselemente daraus, z. B. Arm- und Handstellungen, flossen wie selbstverständlich in meinen Stil mit ein. 1989 zum Nationalfeiertag Pakistans an der UNO in New York engagiert, wurde ich mit Komplimenten für meinen angeblichen »indischen Filmtanzstil« überhäuft. Pakistan? Indien? Sind die beiden Länder nicht Erzfeinde? Gewiss, doch vor kurzem brach das Eis.
Tänze aus Bollywood erweitern den Horizont! Menschen, insbesondere die jüngeren, pfeifen auf soziale, religiöse, politische und ethnische Grenzen und teilen die Lebenslust miteinander, die ihnen dieser Tanz mitsamt seinen dazugehörigen Liedern vermittelt. Machen auch Sie mit und erleben Sie die große Freude, die Bollywood-Dance allen Interessierten beschert.

Herzlichst Ihre
Ulaya Gadalla

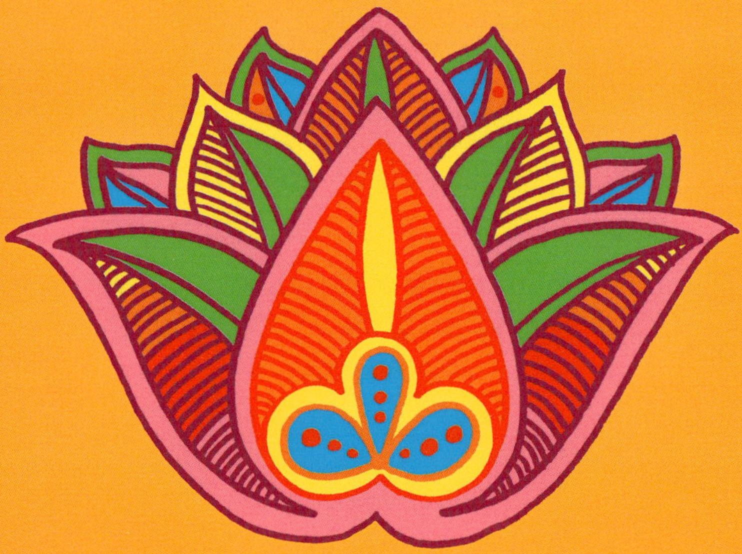

Bollywood-Dance
Neues Lebensgefühl

Bollywood-Dance ist das moderne Erscheinungsbild einer hoch entwickelten, uralten indischen Tanztradition. Als Ausdruckstanz im klassischen Theater passt er sich heute wie selbstverständlich auch dem Film an. Weltoffene Choreographen übernehmen zusätzlich Bewegungselemente aller Kulturen.

Traumfabrik Bollywood

Indien – voller Rätsel und Widersprüche, Sammelbecken exotischer Träume. Kaum ein Land hat die abendländische Fantasie so beflügelt wie der indische Subkontinent, der keine Einheit, sondern ein kunterbuntes Gemisch verschiedener Völker, Sprachen, Religionen und Traditionen darstellt. Da gibt es die uralte Kultur auf der einen Seite, und den rasanten Globalisierungsprozess mit einer führenden High-Tech-Industrie auf der anderen. Dumpfer Aberglaube und tiefe Weisheit, Schönheit und Hässlichkeit existieren nebeneinander. Fröhliche Menschen finden sich erstaunlicherweise oft da, wo es nichts zu lachen gibt. Alle Spielarten des menschlichen Lebens, trifft man in Indien an.

Orientalische Träume von Maharadschapalästen mit unvorstellbarem Prunk sind in Indien ebenso real wie unsägliche Armut.

Gigantisch viele Zuschauer weltweit

In diese Welt passt »Bollywood«, eine Bezeichnung, mit der sich die florierende Filmindustrie Bombays schmückt, um ihre Ebenbürtigkeit mit »Hollywood« herauszustreichen. In der Tat entstehen in den Filmstudios von *Mumbai* (das ist der alte, wieder gültige Name für Bombay) jährlich über 800 Neuproduktionen für über eine Milliarde Inder.

Weltweit sehen rund 3,6 Milliarden Menschen die Bollywood-Filme an. Erst kürzlich haben diese ihren Siegeszug nach Europa angetreten. Ein Fernsehsender hat zu seiner eigenen Überraschung mit Herz-Schmerz-Dramen wie »In guten wie in schweren Tagen«, »Lebe und denke nicht an morgen« oder »Indian Love Story« sogar Traumquoten eingefahren.

Bollywood – ein Lebensgefühl

Ein immer sachlicheres Arbeitsleben, in dem sich der Druck auf die Menschen in den Industrienationen verstärkt, wie auch auseinanderbrechende Familienstrukturen erwecken die Sehnsucht nach einer Welt voller Sinnlichkeit, nach Farben und Düften, nach Schönheit und Liebe, nach »echten« Werten wie Familienglück und Treue.
Wie tut es doch gut, in indischen Filmen stattliche Männer richtige Tränen weinen zu sehen, weil sie auf ihre große Liebe verzichten müssen, ja, sich manchmal deshalb sogar gezwungen sehen, sich in den Tod zu stürzen! Welche Genugtuung, wenn die Rivalin der reinen, edlen Heldin nach den übelsten Intrigen schließlich scheitert und selbst im Unglück versinkt!
So manchen nüchternen Europäer, dem solche Storys eigentlich ziemlich auf die Nerven gehen, sieht man dennoch, konzentriert ins Lesen vertieft, vor den mittlerweile meterlangen Bollywood-Regalreihen im DVD-Verleih stehen. Eine beachtliche Fangemeinde nämlich ist auf der Jagd nach Tanzszenen bestimmter Filme.

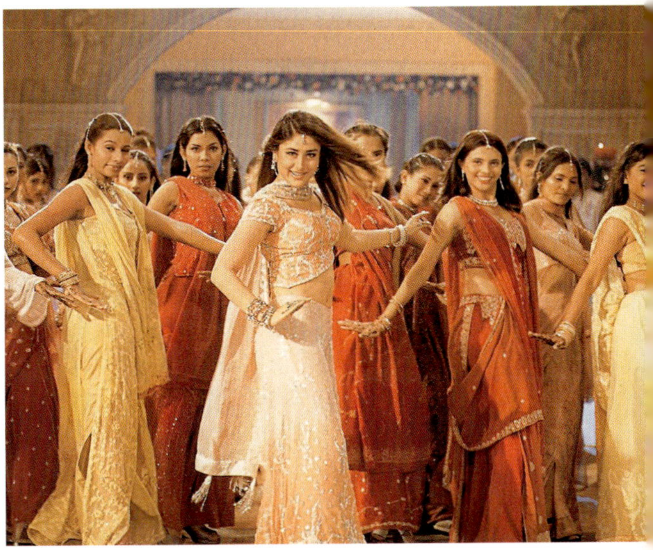

Eine Szene aus dem erfolgreichen Film »In guten wie in schweren Tagen«, den Millionen von Zuschauern gesehen haben.

Inder mögen keine öffentlichen Liebesszenen

Westliche Beobachter erscheinen dabei, in kolonialistischer Denkweise, recht überheblich, wenn sie behaupten, die Tanzszenen seien in erster Linie nur notwendig, um das verbotene Darstellen erotischer Szenen im Film zu überbrücken. Man unterstellt damit jedoch der indischen Gesellschaft wieder Rückständigkeit und Prüderie, die den Europäern noch vor gar nicht langer Zeit selbst zueigen war und den indischen Tempeltänzerinnen das Leben schwer machte. Auch die unglückselige Einteilung der Frauen in »Hure« und »Jungfrau« oder »ehrbare Mutter« ist keine ausschließlich indische Erfindung.

Die in den Augen der Europäer harmlosen Kussszenen und der natürliche weitere Fortgang des körperlichen Liebesprozesses fallen tatsächlich der Zensur zum Opfer. Inder nämlich sind Ästheten, die an sich gegenseitig festsaugenden Lippen zweier Liebender in der Öffentlichkeit wenig Gefallen finden. Solche Freuden erklären sie zur absoluten Privatsache. Das brennende Verlangen der Liebe und die damit verbundenen Gefühle des Glücks, aber auch die negativen Seiten wie Wut, Hass, Verwirrung, Zweifel, Traurigkeit, Rachegelüste und andere menschliche Seelenzustände werden im Tanz auf eine metaphorische (bildliche) Ebene emporgehoben und ausgedrückt.

Die besten Künstler und Choreografen

Auch wenn klassische indische Tänzer und Tänzerinnen bei Bollywood-Dance häufig die Nase rümpfen, weil dieser mit allen möglichen Fremdanleihen versehen ist, so gilt bei seinen Anhängern gerade dieses Charakteristikum als großes Plus. Tatsache ist, dass für die Filmchoreografien die besten Künstler verpflichtet werden. Alle Tänzer/innen sind erstklassig ausgebildet, und die Choreografen gehören zu den Meistern ihres Faches. Gerne wird auch experimentiert. Das hat man übrigens schon immer mit großem Erfolg getan. Keiner würde heutzutage etwa den arabischen Einfluss auf den Unterhaltungstanz mehr missen wollen: Es werden mittlerweile Light-Versionen allzu akrobatischer Elemente traditioneller Tänze akzeptiert, ebenso natürlich die weltweite Begeisterung für den Fitness-Charakter von Bollywood-Dance.

Bollywood Feeling

Besonders wichtig: gemeinsam Spaß haben

Bis in die Neunzigerjahre waren in den Filmen erotische Solotänze der Heldinnen mit Anklängen an den traditionellen Tempeltanz beliebt. Sie wirkten fast schon göttlich auf die Zuschauer, obwohl sie eher von »gefallenen« Tänzerinnen präsentiert wurden. Gegenwärtig liebt man opulente Choreografien mit sehr vielen Darstellern. Zum Bollywood-Gefühl gehört auch das gemeinschaftliche Erleben der Freude, wenngleich eine Solodarbietung nach wie vor nicht ihren Reiz verloren hat.

Freilich gibt es bei der Vielzahl von Produktionen auch Flops hinsichtlich der Tanzszenen – meist dann, wenn die »indische Essenz« überwiegend verloren gegangen ist, also z. B. zu viele Jazztanz- und Hip-Hop-Elemente hineingemengt wurden.

Tanz und Musik oft wichtiger als die Handlung

Ob ein Film in Indien zum Publikumsknüller wird oder nicht, hängt überwiegend von seinen Tanz- und Musikeinlagen ab. Dabei spielt es kaum eine Rolle, ob es sich um eine anspruchsvolle oder eine die breiten Massen erreichende Story handelt. Noch bevor der Plot (die Handlung) steht, werden sorgsam die Choreografie und das musikalische Hauptthema komponiert, das möglichst als Hit in den Charts landen soll.

Ebenso müssen für genau diesen Film charakteristische Bewegungsfolgen leicht ins Auge springen und vom Publikum so mühelos nachvollziehbar sein, dass es tanzend und singend das Kino verlässt. Häufig wird die Filmmusik bereits einige Zeit vor Anlaufen des Films in den Radios gespielt. Ist der Streifen dann ein Erfolg, wird er meist auch zu einer Art Legende, die sich die Fans im Laufe ihres Lebens immer wieder ansehen, falls es dazu Gelegenheit gibt.

Bollywood-Dance ist mittlerweile Kult und Inbegriff für ein freies Lebensgefühl, bei dem man Emotionen zulassen darf und körperlich ausdrückt.

Viele erfolgreiche Bollywood-Musicals

Im Westen kamen spätestens in den Siebzigerjahren Revuefilme mit Tanz und Gesang à la Zarah Leander aus der Mode. So wurden entsprechende, allerdings nur begrenzt vergleichbare Einlagen der ins Ausland exportierten Bollywood-Filme häufig stark gekürzt. Gegenwärtig aber erkennt man, dass gerade die Tanzeinlagen hierzulande boomen.

Daher drängt nun ein erfolgreiches Bollywood-Musical nach dem anderen auf die Bühne. Den Anfang hat Andrew Lloyd Webber mit »Bombay Dreams« gemacht, es folgen Produktionen wie »Bollywood – The Show« und »Bharati«, in deren Mittelpunkt fast ausschließlich Bollywood-Dance steht und die Handlung zurückdrängt. Die Zuschauer schließen begeistert Wetten ab, dass sie den Tanzszenen die entsprechenden Filme zuordnen können.

Zuschauer leben Gefühle aus

Es wird wohl ewig ein Geheimnis Indiens bleiben, woher die festlich gekleideten Zuschauer – insbesondere schmuckbehangene Damen und distinguierte Herren – in den Kinos während des Films plötzlich Unmengen an faulen Mangos und Tomaten zaubern, um sie wutentbrannt und laut schimpfend auf die Leinwand zu schleudern. Und zwar immer dann, wenn der Bösewicht mit dem Schurkenbärtchen mal wieder in die Szene tritt, durchaus auch tanzend und Lieder singend, was seine Gemeinheit keineswegs mindert.

Einige Zuschauer springen auf und lassen sich zu einem wilden, immerhin die Aggressionen abbauenden Tanz mitreißen, ohne zu beachten, dass sie jetzt selbst in der Schusslinie des Gemüses stehen. Erscheint dann kurz darauf wieder die schöne Heldin, trieft die Sauce auf der Leinwand in grotesker Weise über deren makellose Erscheinung.

Zeugnisse uralter Tanztraditionen

Die Tanzkunst besitzt in Indien den gleichen hohen Stellenwert wie die bildende Kunst und die Architektur, die Malerei, die Musik und die Literatur. Sowohl im Alltag als auch in der Huldigung des Göttlichen – wenn man das überhaupt so stark trennt – hat der Tanz seinen festen Platz. Dies führt zu dem Widerspruch, dass professionelle Tänzer sowie umherziehende Barden und Schauspieler gesellschaftlich nicht unbedingt hoch geachtet sich. Eine Ausnahme bilden die Bollywood-Stars, die gottähnliche Verehrung genießen.

Schon archäologische Zeugnisse aus dem 3. Jahrtausend vor Christus lassen auf eine hoch entwickelte Tanzkultur im Industal, im heutigen Punjab im Norden Indiens und in Pakistan gelegen, schließen. Im frühesten literarischen Zeugnis, dem *Rigveda* (vermutlich 1200 – 1000 vor Christus im heutigen Punjab entstanden) werden die Götter in Hymnen und Gedichten als Tänzer besungen. Aus späteren Schriften weiß man, dass man bei Totenverbrennungen um das Herdfeuer herumtanzte. Man glaubte, Dämonen und Geister durch den Tanz erfolgreich verbannen zu können.

Bollywood Kino

Mit den Helden leiden

Inder, so wundert sich der Europäer, können die bittersten Schicksalsschläge im eigenen Leben gottergeben verkraften. Mit den Leinwandhelden und -heldinnen jedoch hassen, lieben, weinen und lachen sie intensiv mit. Außenstehende sind davon tief beeindruckt.

Indiens charismatische Tänzerinnen

Bereits im 5. Jahrhundert vor Christus existierte eine hoch entwickelte Tanzkunst, die man begann, schriftlich zu fixieren und zu standardisieren. Das heute so rigide Kastensystem war damals noch relativ locker. Zur Zeit Buddhas (etwa im 5. Jahrhundert vor Christus) genoss auch das »Hetärentum« höchste Wertschätzung. Es gab in jeder Stadt eine einflussreiche »Stadtschöne«. Bei ihr eingeladen zu sein, galt als Ehre. Selbstverständlich beherrschte sie neben vielen weiteren Künsten auch den Tanz.

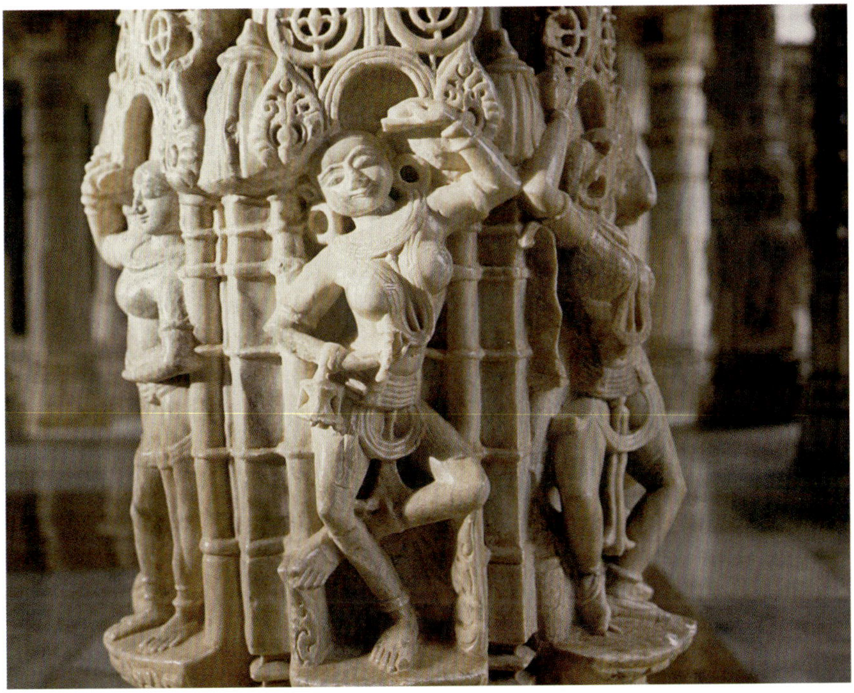

Säule mit Tempeltänzerinnen, im indischen Mount Abu, Bundesstaat Rajasthan, am Tejapalatempel. Er wurde 1230 von den Brüdern Vastupal und Tejapal gestiftet.

Wenn man damals auch das Leben in vollen Zügen genoss, so beschäftigte man sich dennoch mit religiösen Fragen und der Unsterblichkeit der Seele. Florierende Städte, wohlhabende und kunstsinnige Fürsten sowie reiche Kaufleute waren ein Umfeld, in dem die Künste ganz hervorragend gedeihen konnten.

Ein unsterblicher Gott als Ehemann

Um 300 vor Christus finden sich erste schriftliche Erwähnungen von sogenannten *Devadasis*, Tempeltänzerinnen, die zu Ehren gewisser Götter tanzten und mit diesen sogar öfters rituell vermählt wurden. Bis ins 19. Jahrhundert besaßen die *Devadasis* ein ziemlich gut gesichertes Dasein, zum Teil in höchstem Wohlstand und Ansehen. Besonders die südindischen wurden im ganzen Land sehr gerühmt.

Die Unterhaltungskunst gehörte zur verfeinerten höfischen Tradition; sie wurde über die Jahrhunderte nicht angeprangert.

Den Niedergang der Tempeltänzerinnen leiteten nicht, wie häufig fälschlich behauptet wird, die islamischen Moghul-Kaiser ein, die den Tanz eher als weltliche denn als religiöse Kunst förderten. Vielmehr war das westliche Weltbild dafür verantwortlich, das mit Beginn der britischen Kolonialherrschaft langsam und nachhaltig um sich griff und sogar traditionell gesinnte Hindu-Fürsten beeinflusste.

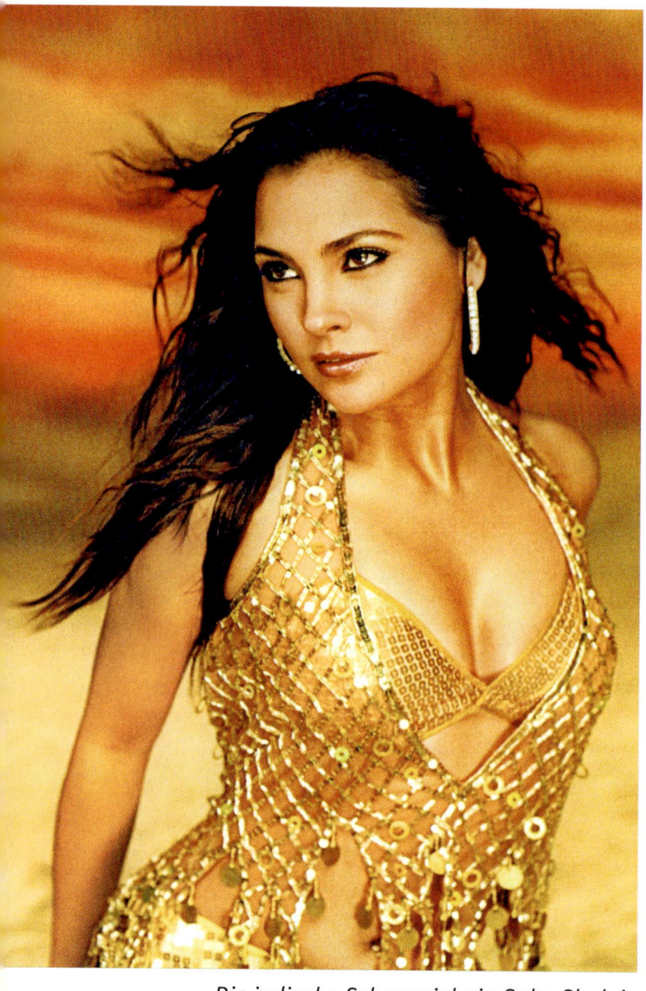

Die indische Schauspielerin Soha Shah in dem Bollywood-Movie: »Kaal – Das Geheimnis des Dschungels«.

Der Niedergang der Tempeltänzerinnen

Plötzlich war das zum Problem geworden, was die Tänzerinnen wahrscheinlich schon immer getan hatten: sich Priestern und gelegentlich vorbeiziehenden Pilgern hinzugeben. Solange sie durch den Schutz der Fürsten materiell gesichert waren, taten sie dies gewiss freiwillig. Denn ein unsterblicher Gott als Ehemann mag wohl das Ideal darstellen; doch selbst erotisch-ekstatische Ritualtänze trösteten über seine körperliche Abwesenheit nicht gänzlich hinweg.

Die Tänzerinnen wurden verfemt und materiell nicht mehr unterstützt. Sie gaben sich nun wirklich der Prostitution, dem unfreiwilligen Sex gegen Bezahlung, hin. Denn als mit einem Gott verheiratete Frauen durften sie keinen menschlichen Ehemann mehr haben, der sie wahrscheinlich versorgt hätte. Etliche Tempel wurden geschlossen. Mit ihnen schien auch die Tempeltanzkunst verloren zu gehen, die den klassischen indischen Tanz über Jahrtausende geprägt hatte.

Renaissance des indischen Tanzes

Einige wenige Familien jedoch waren stolz darauf, bedeutende Tempeltänzerinnen hervorgebracht zu haben. Sie und auch engagierte Künstler und Förderer – der berühmteste von ihnen war der bengalische Schriftsteller und Nobelpreisträger *Rabindranath Tagore* – erreichten gegen zunächst große Widerstände eine Renaissance des indischen Tanzes in den Dreißigerjahren des vergangenen Jahrhunderts. Die »Madras Musical Academy« wurde gegründet, weitere »Institute zur Pflege und Erforschung des Tanzes« folgten. Engagierte junge Tänzer beleben jahrhundertealte Aufzeichnungen von Tanztheaterstücken mit Themen aus der unerschöpflichen Mythologie Indiens neu. Der klassische Tanz ist keineswegs in seinen Traditionen erstarrt. Wenn auch die klassische Kunst seit jeher westlichen Einflüssen skeptisch gegenüberstand, so gab es doch eine fruchtbare Zusammenarbeit mit der russischen Meistertänzerin *Anna Pavlova* (1881 - 1931), die indische Choreografen inspirierte.

Shiva und Shakti – die wichtigsten Götter

Etwa dem 5. Jahrhundert nach Christus wird die Entstehung eines umfangreichen Kompendiums in *Sanskrit* (Sprache der altindischen Literatur) über Tanz, Theater und Musik zugeordnet, nämlich das berühmte *Natyashastra* (»Tanzlehrbuch«). Es stellt noch heute die Grundlage des klassischen indischen Tanztheaters dar. Auch ein späteres Werk aus dem 12. Jahrhundert, das *Abhninayadarpana* (»Spiegel der tänzerischen Darstellungskünste«), besitzt besonders in Südindien absolute Autorität für das Tanztheater.

Götter verkörpern das kosmische Bewusstsein. Die Wahrheiten und Aussagen, die sich daraus ergeben, erscheinen in zeitgemäßem Gewand in den heutigen Filmen. Kaum jemand zieht diese Botschaften in Zweifel. Und der Stoff dürfte auch so schnell nicht ausgehen: Rechnet man die lokalen Götter mit, wird Indien wohl schätzungsweise 330 Millionen verehren. Dabei beanspruchen übrigens die weiblichen Gottheiten einen ebenso starken Stellenwert wie die männlichen. Ohne *Shakti*, die weibliche Energie, kann ein Gott seine männliche Energie nicht entfalten. Den männlichen Gott *Shiva*, der einer der drei Hauptgötter des Hinduismus ist, sollte man sich übrigens unbedingt als einen der wichtigsten merken: Der Welterneuerer gilt als »Herr des Tanzes«. Ihm wird vor Beginn fast jeder Theateraufführung auf tänzerische Weise gehuldigt.

Tanz und Theater sind in Indien untrennbar miteinander verbunden als Imitation der göttlichen Welt, als deren Teil sich der Mensch sieht.

Bollywood Feeling

Filmgötter als Helfer bei Problemen

Götter spielen auch in zahlreichen Filmen ungeniert mit. Manchmal werden dort sogar neue erschaffen, wie etwa 1983 die Göttin Santoshi Mata, die bis heute in den Herzen der Zuschauer weiter existiert. Ihre Anhänger fasten für sie regelmäßig jeden Freitag. Schließlich braucht man für die Probleme der heutigen Welt auch ein paar moderne Götter!
Überwiegend die hinduistischen Inder feiern die Begegnungen mit den Göttern durch sehr ausgelassene Feste mit viel Tanz und Musik. Dabei fühlen sich die Gläubigen den Gottheiten näher als in stiller Kontemplation.

Bollywood-Musik: eingängige Melodien

Filmkomponisten sind in Indien häufig sogar berühmter als die Filmemacher selbst. Lebhaft, leidenschaftlich und enthusiastisch sollen die Lieder sein, und die Melodien eingängig. *Bhangra*-Pop heißt die angesagte Musikrichtung, die aus dem nordindischen *Punjab* stammt. Sie bietet folkähnliche Rhythmen, westliche Beats und eine Mischung aus modernen und traditionellen Instrumenten wie beispielsweise Doppelflöte und Doppeltrommel, die Dhol genannt wird.

Derartige Klänge haben verständlicherweise bereits große Fangemeinden in der ganzen Welt erobert, sodass viele der Songs sogar den Sprung in die internationalen Charts schaffen. Ganz typisch ist der mitreißende Rhythmus: dum-dum-take-dum. Auch Lieder traditioneller Hochzeits- und Erntefeste werden häufig in die Arrangements mit einbezogen.

Bollywood Tanz

Inspiration aus Indien

Von den indischen Tanzstilen holen sich die modernen Film-Choreografen Ideen aus dem Bharata Natyam, Odissi, Kathak, Chhau, Manipuri und Kathakali. In Indien gibt es zudem noch viele unbekannte alte Schätze der Tanzkunst für Bollywood-Dance zu entdecken.

Verschiedene Tanzstile indischen Ursprungs

Das klassische indische Tanztheater beruht auf schriftlich überlieferten Sanskrittexten, bei Volks- und Ritualtänzen hingegen wird sehr gerne auf mündlich überlieferte Themen zurückgegriffen. Diese erzählen vom täglichen Leben in der Natur, von der Jagd, von Pflanzen und Tieren, von der Ernte und den Jahreszeiten. Die regionalen Stile sind auch im klassischen Tanz sehr unterschiedlich ausgeprägt. Zu den bekanntesten, als klassisch anerkannten Stilen gehören der südindische *Bharata Natyam*, der *Odissitanz* aus *Orissa*, und auch der nordindische *Kathak*.

Der Bharata Natyam: geometrische Harmonie

Dem *Natyashastra* (siehe Seite 17) besonders treu folgt der Solotanz des *Bharata Natyam*, der bekannteste klassische Tanzstil Indiens, bei dem Arm- und Beinbewegungen sehr häufig die geometrische Harmonie von Dreiecken nachbilden. Hier gibt es ganz typische Bewegungssequenzen sowie bis ins Kleinste beschriebene Bewegungen der einzelnen Körperteile. Sowohl der rhythmische Tanz als auch der erzählerisch-expressive Stil werden gepflegt. Der *Bharata Natyam* hat sich nach und nach vom rituellen Tempeltanz zur sakralen Bühnenkunst entwickelt.

Odissi: ein Tanz voller Virtuosität

Im Nordosten Indiens, im heutigen *Orissa*, existiert eine besonders hohe und alte Tanztradition, die erst vor wenigen Jahrzehnten ihre offizielle Anerkennung erfuhr: der *Odissi*. Er beeindruckt vor allem durch seine rhythmische Virtuosität. An den schönen Skulpturen der Tänzerinnen des großen Tempels von *Konarak* kann man deren erotische Grundhaltungen bewundern.

Beim *Odissi* fällt immer wieder die dreifache Beugung *(Tribhanga)* der Körperachse auf, die den Körper zu der so aufregenden S-Kurve formt. Auch akrobatische Elemente findet man hier verstärkt. Festgelegte Schrittfolgen bilden Kreise, Quadrate, Spiralen und Geraden.

Der Kathak-Tanz: arabische Elemente

Dem nordindischen *Kathak* sind viele arabische Elemente zueigen. Ursprünglich tanzten und sangen die umherziehenden Barden vor den Tempeln und stellten Episoden aus dem Leben *Krishnas* und *Vishnus* dar. Mit der Herrschaft der islamischen Moghul-Kaiser ab 1206 wurden die Barden auch an die Höfe geladen, wo sie sich kulturell mit persischen und arabischen Künstlern austauschten.

Immer mehr weltliche Stoffe wurden im Lauf der Zeit auch tänzerisch verarbeitet.

Jahrhundertelang übten die arabischen Machthaber nicht nur Toleranz, sondern sie zeigten auch großes Interesse an der indischen Kultur. In *Rajasthan* wurde der kraftvolle *Tandava*-Tanz, der männliche Ausdruck im Tanz, weiterentwickelt, der sich durch eine schnelle und bemerkenswert variationsreiche Fußarbeit und Rhythmik auszeichnet.

Chhau-Tänze: zauberhaft und ursprünglich

Diese Tänze aus dem Nordosten *Orissas*, an der Westgrenze *Bengalens*, wurden noch wenig untersucht. Sie gelangen aber immer mehr ins Interesse der Forschung. Praktiziert werden sie durch halbnomadisierende Stämme, die damit lebensnah Erntezyklus, Fischfang, Jagd und Geisterbeschwörungen thematisieren. Durch die Abgeschiedenheit der Menschen haben sich sehr ursprüngliche Elemente der heute als klassisch geltenden Tradition des indischen Tanzes erhalten – auch verloren geglaubte. Fließende Übergänge der einzelnen Bewegungen sind ebenso charakteristisch wie die nur hier noch praktizierte »Skorpionhaltung«, die schon in den alten Schriften erwähnt ist. Der ganze Zauber Indiens erwacht beim scharfen Klang der Schalmei oder Bambusflöte, bei Kesselpauken und Purulya, einer Doppelklarinette (Instrument der Schlangenbeschwörer). Weitere Rhythmus-Instrumente sind die bereits erwähnte Doppeltrommel (Dhol) sowie das Fußglöckchen.

So entstand der »Bollywood-Dance«

Bereits in den Sechzigerjahren wurde in den Filmen der zunehmend beliebte Twist in manche Tanzszenen eingearbeitet. Außerdem lieh man sich Stilelemente von den arabischen Tänzerinnen, die bereits seit den Dreißigerjahren in internationalen Filmen bewundert wurden. Eine weitere Neuerung im indischen Filmtanz waren die sogenannten »Items«, Tanzszenen, die nicht zwangsläufig mit der Handlung im Zusammenhang standen. Eine Tänzerin musste – im Gegensatz zu heute – nicht die Hauptdarstellerin sein, um Ruhm zu erlangen.

Das Tanz-Idol der Dreißigerjahre war Helen Richards, Tochter eines Briten und einer Birmanerin, die während des zweiten Weltkriegs als mittellose Flüchtlinge nach Indien kamen.

Eine davon war *Helen Richards*. Ihr aufregendes Leben könnte als Drehbuch für einen eigenen Film dienen. Sie tanzte bereits als 13-Jährige, um finanziell zu überleben. Der große Durchbruch kam 1958. Für die damalige Zeit zeigte sie viel Haut und tanzte sehr verführerisch. Helen gilt als Wegbereiterin des heutigen »Bollywood-Dance«. Als legendäre Königin des Tanzes ist Helen bis heute nicht vergessen. Im Olymp Hollywoods thront sie immer noch als Ehefrau eines bekannten Drehbuchautors. Im Jahr 2000 wurde sie zu einem Gastauftritt in dem Film »Mohabbatein« gebeten. Die Inder vergessen ihre Stars niemals!

Zwei Filme mit Kultstatus

Fragen Sie einmal Ihre Großmutter – auch sie wurde wahrscheinlich von diesem Tanz-Trend bereits in den Dreißigerjahren berührt. Ihr Herz schlägt sicher höher bei Namen wie *Layana* und *Debra Paget*, Tänzerinnen in deutschen Produktionen wie »Der Tiger von Eschnapur« und »Das indische Grabmal«. Diese Filme besitzen unter Cineasten mittlerweile einen regelrechten Kultstatus.

Der »Bollywood-Dance« hat in kurzer Zeit etliche Stile hervorgebracht. Heute müssen die Tänzerinnen auch richtig gute Schauspielerinnen sein. Zudem entwickeln sich die Männertanzszenen erfreulicherweise ebenfalls immer weiter.

Choreografien mit unterschiedlichen Zielen

Mujrah nennt man den meist an den klassischen *Kathak* (siehe Seite 19) angelehnten Stil. Auch gibt es die leidenschaftlichen »Zigeunertänze« mit frechen Liedern. Das »Hochzeitslied« ist ebenfalls einer alten Tradition entlehnt. Die getanzten »Liebeslieder« allerdings sind eher gewöhnungsbedürftig. Sie wirken weniger wie ein Tanz, sondern vielmehr wie ein gegenseitiges Anschmachten per Singstimme.

Wenn auch für den westlichen Menschen fremd, so kann der »Freundschaftstanz«, bei dem zwei oder mehrere Männer ihren Zusammenhalt dokumentieren, stark berühren. Der »Traumtanz« besticht nicht nur durch phantastische Kostüme, wie durch Zauberhand werden innerhalb einer Sequenz sogar die Landschaften häufig gewechselt: Es bedarf nur eines Schritts, um von den »Pyramiden von Gizeh« zu einer Schweizer Almwiese zu gelangen, und dann kurz darauf – bei Sonnenuntergang – auf einmal vor dem »Taj Mahal« zu sein.

Weltweit bekannt: die Fischer- und Erntetänze

So richtig angesagt aber sind im Moment die lebensfrohen Folkloreeinlagen, die mit westlichen Elementen eine besonders gelungene Verbindung eingegangen sind. Die vor Lebensfreude übersprudelnden Fischer- und Erntetänze des nordindischen *Bhangra* (siehe Seite 18) kennen keine genau festgelegten Tanzschritte. Jeder kann sie leicht lernen.
Früher bevorzugten die Frauen Nordindiens als Pendant zu dem wilden, eher männlichen *Bhangra* das *Giddah*, eine weibliche Form, die in den traditionellen Gewändern leichter zu tanzen war. Jugendliche beiderlei Geschlechts tragen heute aber auch schon mal Jeans, in denen sich *Bhangra* gut tanzen lässt. Es gibt inzwischen auf dem gesamten Subkontinent und in Großbritannien keine indische Hochzeit, die ohne ausgelassene *Bhangra*-Tänze gefeiert wird. In den Gassen der Armenviertel entstehen immer neue Variationen als Ausdruck eines stolzen Überlebenswillens. Begeisterte Anhänger veranstalten häufig regelrechte Wettbewerbe.

Bollywood Feeling

Die traumhafte Karriere von Farah Khan

Ein wahr gewordenes Märchen ist die Karriere von Farah Khan: Die junge Inderin wuchs zwar als Tochter eines erfolgreichen Filmdirektors im Dunstkreis der Bollywood-Industrie auf, aber sie genoss dennoch keine Tanz-Ausbildung. Und trotzdem avancierte sie zur derzeit bedeutendsten Choreografin, insbesondere für Shah Rukh Khan (siehe Seite 23), mit dem sie eine tiefe Freundschaft verbindet.
Nach eigenen Angaben studierte sie an Michael Jacksons Video-Clip »Thriller« die Bewegungen so genau, dass Sie das Talent entwickelte, Tanzszenen im Kopf im Voraus ablaufen zu lassen. Sie wurde nicht nur für unzählige erfolgreiche Filme, sondern auch für das Musical »Bombay Dreams« engagiert.

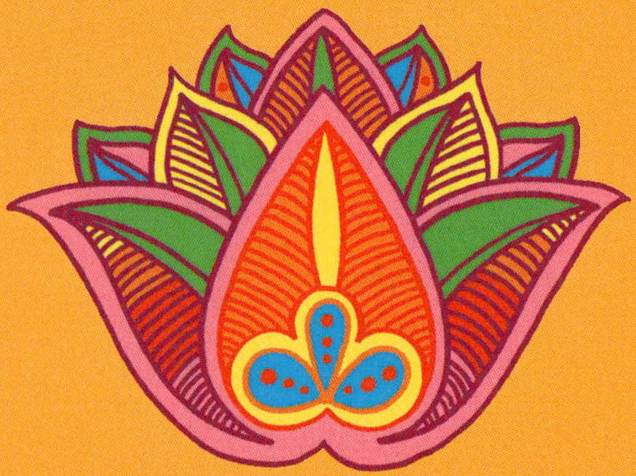

Special: Bollywood-Kino

Filmkunst mit eigenen ästhetischen Gesetzen

Als »Masala-Movies« tituliert man jene Filme, mit denen die Traumfabrik Bollywood den Mainstream bedient. Die Komponenten, aus denen sich die Handlung zusammensetzt, haben sich bewährt wie die bekannte, sehr gut zusammengestellte indische Gewürzmischung Masala. Die einzelnen Film-Zutaten sind Liebe und Laster, Gerechtigkeit und Grausamkeit, Kampf gegen Korruption,

> Alles wird sehr sorgfältig, zauberhaft schön und ganz besonders prunkvoll in Szene gesetzt.

sozialer Aufstieg sowie der triumphale Sieg des Guten über das Böse. Man will nicht etwa die reale Welt möglichst glaubhaft darstellen, sondern diese vielmehr als ideale Traumkulisse zeigen.

Da gibt es üppig ausgestattete Paläste oder mindestens ein großbürgerliches Ambiente. Es ist ein einziger Rausch in Flitter und Farben mit makellos schönen Schauspielern sowie perfekten Tanzszenen und Liedern, die häufig von charismatischen Sängern synchronisiert werden.

Ideale Filmkulissen in Deutschland und der Schweiz

Paradiesische Landschaften sind in Indien eigentlich in sehr großer Menge zu finden. Trotzdem wird ein Wald schon mal mit künstlichen Plastikblumen aufgepeppt. Romantische Ideale bezüglich der Natur suchen Inder aber ganz woanders, nämlich beispielsweise im Berner Oberland in der Schweiz oder – wer hätte das gedacht – im deutschen Heppenheim. Fachwerkbauten im Nebel gelten als passende Begleiter zu melancholischen Gemütsanwandlungen. Schließlich verschlägt es den Helden ja häufig ins Ausland, wo er den qualvollen Trennungsschmerz von der Familie oder der Geliebten durchleiden muss.

Die große Bedeutung des Massenkinos

Bollywood-Kino vereint alle gesellschaftlichen Schichten, auch die, in denen Analphabetismus herrscht. Filme, die Menschen in hoffnungslosen Lebenssituationen Freude bringen, sollte man nicht als Kitsch belächeln. Denn auch sie sind in der Lage, Menschen aus ihrer Schicksalsergebenheit wachzurütteln. Die politische Wirkung ist schon mal in einer Hinsicht enorm: Ob amerikanischer Bollywood-Dance-Fan, pakistanischer Soldat, Industriemanager aus New Delhi oder Bauer aus Kerala – sie alle haben eine Gemeinsamkeit: Sie schwärmen für denselben neuen Kinohit. Das kann eine Basis für eine Freundschaft darstellen.

Die bekanntesten Filmhelden der Bollywood-Szene

Ebenso zahlreich und schillernd wie die Mitglieder der hinduistischen Götterfamilien sind auch die indischen Filmstars, an denen man seit der Stummfilmzeit die Werte der indischen Gesellschaft ablesen kann. Als Schauspieler verkörpern sie menschliche Grundtypen, deren Charaktere manchmal herrlich überzeichnet sind. Hier nur ein paar Namen, stellvertretend für alle Großen der langen Filmgeschichte Indiens:

Amitabh Bachchan: Altstar und Gigant unter den indischen Stars mit der zahlenmäßig größten Fangemeinde der Welt. Er wird verehrt wegen seiner wandelbaren Schauspielkunst, die er als rebellischer junger Mann begann, und wegen seiner tiefen, einmaligen Singstimme.

Shah Ruk Khan: Der derzeitige Superstar und Traum aller Frauen verkörpert schon seit geraumer Zeit den in Liebesdramen verstrickten Helden. Mit der überzeugend gespielten Rolle eines Psychopathen kam sein Durchbruch. Außerdem brachte ihm seine

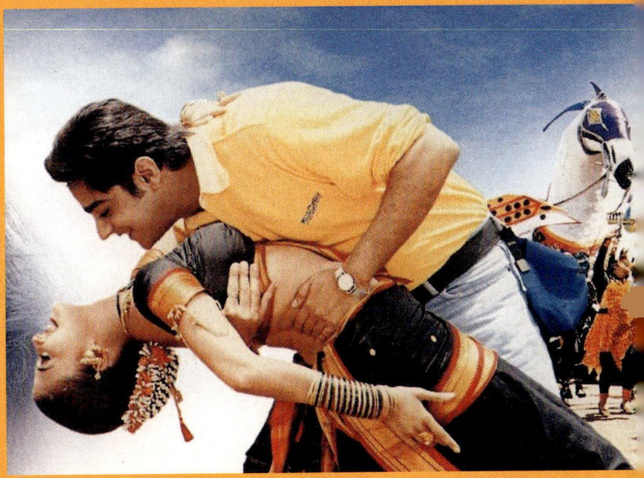

ausdrucksvolle Körpersprache im Film »Devdas« (2002) viele Auszeichnungen. Seine Zukunft ist gesichert. Filmstars wie ihm, die solch eine ungeheure Wirkung auf das Volk haben, steht sogar eine vielversprechende politische Karriere offen.

Shabani Azmi: Sie gilt als eine der besten Schauspielerinnen Indiens. Mit ihr ändert sich langsam das Klischee, Frauen mittleren Alters nur brave Mutterrollen zu geben. Mit Azmis mutigem Kampf gegen Diskriminierung wandeln sich auch die Drehbücher, was Millionen von indischen Frauen wesentlich mehr Selbstbewusstsein verschafft.

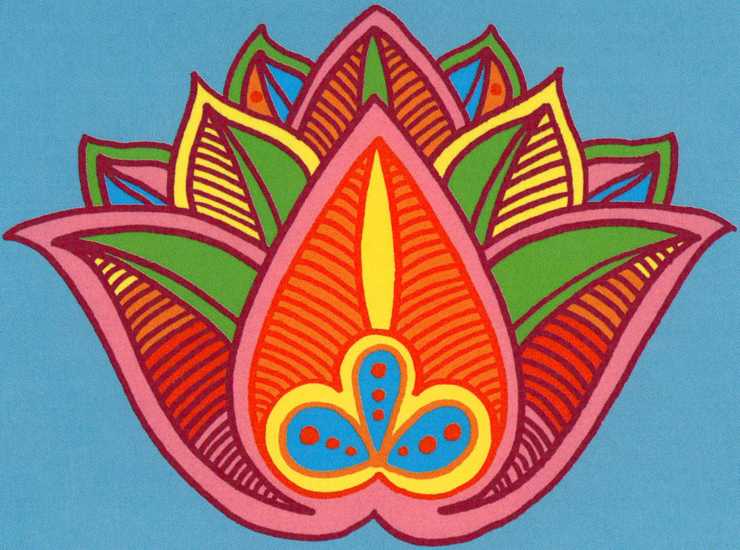

Die Grundbewegungen

Dank der wundervollen ästhetischen Körpersprache Indiens spüren Sie ein neues Körperbewusstsein, verbessern Ihre Figur erheblich und gewinnen an Lebenslust. Durch das Basis-Übungsprogramm erleben Sie bereits nach wenigen Trainingstagen eine beachtliche Straffung Ihres ganzen Körpers.

Bitte nie vergessen: das Aufwärmen

Trainieren Sie Ihren Körper regelmäßig effektiv von Kopf bis Fuß: Kraftvolle Schritte aus den Beinen sowie ausgeprägte Arm- und Schulterbewegungen bringen Ihren Kreislauf in Schwung. Zudem verbrennen Sie erheblich mehr Körperfett. Schon nach wenigen Trainingstagen festigen sich vor allem Ihr Bauch, Ihre Beine und Ihr Po sichtbar.

Für mehr Anmut und Schönheit sorgen außerdem die zahlreichen Haltungsübungen, Drehungen und fließenden Bewegungsabläufe, mit denen Sie die Elastizität Ihrer Muskeln, Sehnen und Bänder sowie Ihre Koordinationsfähigkeit fördern. Um manche Übungen leichter ausführen zu können, benötigen Sie zusätzlich die Kraft aus dem Beckenboden. Wenn Sie diese stärken, hat das positive Auswirkungen auf Ihre Weiblichkeit, Sie fühlen sich vollkommener als Frau.

Die Ausstattung, die Sie für Ihr Bollywood-Training benötigen, ist nicht besonders aufwändig: Es genügen eine bequeme Gymnastikhose, ein hübsches Oberteil, möglichst aus reiner Baumwolle und ein farbenfrohes, indisches Tuch, das Sie um Ihre Taille binden. Sie tanzen stets barfuß.

Bewegung mit allen Sinnen

Es ist tatsächlich so: Bollywood-Dance macht richtig sexy! Sie führen hier nämlich nicht etwa irgendeine monotone Gymnastik oder ein fades Power-Training durch. Nein, das Geheimnis liegt in den einzelnen Bewegungen selbst, die Sie tief in Ihrem Inneren fühlen. Neben der ästhetischen, häufig erotischen Wirkung besitzen jeder Schritt und jede Geste einen Symbolcharakter, der sich Ihnen nicht unbedingt be-

wusst erschließen muss. Aber dennoch werden Gefühle nach außen getragen, was eine Stabilisierung Ihrer Gemütslage bewirkt.
Sie werden gleich zu Beginn merken, dass sich bereits nach ein paar Minuten der Bewegung, begleitet von mitreißender Musik, zumindest momentan Ihre Sorgen in Luft auflösen und Sie auf einmal eine große Lebensfreude spüren.

Selbstbewusster und ausgeglichener werden

Üben Sie beispielsweise den »Fersenkreuzschritt« mit erhobenen Händen (siehe Seite 48), wenn Sie Ärger mit Ihrem Chef hatten. Sie werden sehen, Sie fühlen sich ihm bald überlegen, und er wird sich sehr wundern. »Kniewechselschwung« (siehe Seite 32) und »Starpose« (siehe Seite 71) etwa sollen gegen alle Arten von Minderwertigkeitsanwandlungen helfen, die »Fließende Tempeltanzgeste« (siehe Seite 56) sowie der »Tempelschritt« (siehe Seite 77) sogar gegen Liebeskummer. Und auch der »Hochzeitszug« (siehe Seite 76) macht glücklicher und ausgeglichener – vielleicht deshalb, weil man hier spielerisch ausleben kann, was einem womöglich im realen Leben versagt bleibt.

Was ist wirklich neu an diesem Fitnesstrend?

Charakteristisch am Workout à la Bollywood ist die große Freiheit, die sich indische Choreografen heutzutage nehmen und Bewegungselemente multikulturell mischen. Dabei steht jedoch der unerschöpfliche Schatz an indischen Elementen im Vordergrund – wie auch in diesem Buch.
So erfrischend modern der Tanz- und Workout-Stil sich auch präsentiert, es steht eine in Tausenden von Jahren hoch entwickelte Körperkultur dahinter, die alle Bewegungen präzise beschreibt und deutet, wie etwa im *Natyashastra* (siehe Seite 17), das vermutlich spätestens im 5. Jahrhundert nach Christus entstanden ist.

Ein gutes Training Ihrer Muskeln und Gelenke

Vielfältige Wirkungen gehen auch von der Grundhaltung aus. Übungen in dieser

Bollywood Basic

Ästhetische Bewegungen mit logischem Aufbau

Die Grundbewegungen aus den Beinen beispielsweise werden genau unterteilt nach Oberschenkel, Unterschenkel und Fuß. Der Fuß wiederum besteht aus der Ferse, dem Vorderfuß und den Zehen. Aus dieser Aufteilung heraus hat sich eine ausgefeilte und logische Bewegungstechnik entwickelt. Es kommt auch darauf an, wo die Bewegung genau beginnt. Heben Sie z. B. bewusst den Oberschenkel, so trainieren Sie diesen Körperteil wesentlich intensiver, als wenn Sie nur den ausgeführten Schritt, also das Ziel, vor Augen haben. So benutzen Sie Ihre Muskeln wirklich effektiv, und die Bewegung gewinnt an Ästhetik.

Stellung, mit auswärts gerichteten Knien, erreichen Muskeln bis tief in den Beckenbereich, die Sie bisher möglicherweise noch niemals zuvor gespürt haben. Außerdem erhalten Sie auf ganz spielerische Weise die Beweglichkeit und Gesundheit Ihrer Hüftgelenke. Ähnliches gilt für die Knie: Diese werden Sie lockern, andererseits auch deren stützende Muskeln entwickeln Selbst chronische Gelenkschmerzen können durch regelmäßiges Bollywood-Training gelindert werden.

Fangen Sie nach der Lektüre der nächsten Seiten am besten gleich an zu üben. Schnell spüren Sie mit allen Sinnen das echte Bollywood-Feeling.

Lassen Sie sich dann weiter überraschen, beispielsweise von den erstaunlichen Wirkungen der Hand- und Fingerbewegungen. Gerade weil ein modernes Arbeitsleben kaum noch die Geschicklichkeit unserer genialsten Körperwerkzeuge erfordert, verkümmern dort über 4000 Nervenenden, die den ganzen Körper beleben können. Die *Mudras* (siehe Seite 62) sensibilisieren Sie wieder für die große Bewegungsvielfalt Ihrer Hände.

Warm bis in die Fußspitzen

Schritte sind geprägt von einer Vielfalt an Fußbewegungen. So setzen Sie meist nicht einfach mit dem flachen Fuß auf, sondern mal berühren Sie mit durchgestrecktem Bein den Boden nur mit der Ferse (siehe Seite 48), mal tippen Sie schnell hintereinander mit dem Vorderfuß auf. Häufig rollen Sie den Fuß geschmeidig zu einem Rückwärtsschritt ab, wie z.B. bei einigen Drehungen. In gewissen Posen auf einem Bein stehend, etwa in der »Shiva-Pose« (siehe Seite 68), biegen Fortgeschrittene den großen Zeh zusätzlich nach oben. Chronisch kalte Füße dürften selbst im Winter also bald der Vergangenheit angehören. Das Rückwärts-Abrollen der Fußsohlen stärkt zudem in hohem Maß die hintere Beinmuskulatur. Die bei den meisten Menschen zu kurze und verhärtete Wadenmuskulatur dehnt und entspannt sich. Sie brauchen ja nicht gleich 800 Kilometer rückwärts zu gehen, so wie ein enthusiastischer Amitabh-Bachchan-Fan, der damit sein Gelübde eingelöst hat, als sein Idol von einem Unfall wieder genas.

Besonders wichtig: immer erst aufwärmen

Bevor Sie die einzelnen Figuren üben, nehmen Sie sich bitte stets 10 bis 15 Minuten Zeit, um sich gründlich aufzuwärmen. Halten Sie dabei unbedingt die vorgegebene Reihenfolge ein. So bringen Sie sich, ähnlich wie einen Motor, langsam in Schwung und dehnen die am meisten geforderten Partien vor. Dadurch vermeiden Sie nämlich schmerzhafte Zerrungen und halten das Risiko eines Muskelkaters recht gering, wobei einige neu entdeckte Muskelgruppen mit einem solchen möglicherweise anfangs auf sich aufmerksam machen werden.

Tanzfiguren schon im Warm-up

Sie werden sehen, bereits das Aufwärmen bringt Spaß, denn darin verstecken sich ästhetische Tanzfiguren. Bis auf wenige Ausnahmen bestehen die Vorübungen aus gymnastisch betonten Elementen, die Sie bald auch in Ihren persönlichen Bollywood-Dance integrieren können. Wichtig

ist, dass Sie immer erst langsam beginnen und die Übung dann, falls erforderlich, allmählich im Tempo steigern.
Achten Sie auf eine möglichst exakte Ausführung der Bewegungen. Nach dem Aufwärmen geht es richtig los. Nehmen Sie sich am besten ein Kapitel nach dem anderen vor und bleiben Sie bei den einzelnen Figuren so lange Sie wollen. Übertreiben Sie es aber nicht und gehen Sie spielerisch an die Sache heran. Auch wenn Sie einen Schritt schon sehr gut beherrschen, dürfen Sie ihn ruhig länger üben. Und ärgern Sie sich nicht, wenn der nächste dann nicht gleich gelingt.

Workout oder Tanz – das macht richtig Spaß

Selbst wenn Sie sich zunächst noch nicht ans Tanzen heranwagen, werden Sie die positiven Wirkungen der einzelnen gymnastischen Bewegungen nicht mehr missen wollen. Aber vielleicht trauen Sie sich irgendwann doch zu tanzen, ganz für sich oder zusammen mit einer Freundin. Legen Sie zu flotten orientalischen Klängen nach Lust und Laune einfach los. Sie brauchen sich dabei nicht an eine komplizierte Zähltechnik oder Choreografie zu klammern.
Die Angst, nicht perfekt zu sein, ist leider tief im westlichen Bewusstsein verhaftet. Sie hält viele davon ab, jenes starke Lebensgefühl zu entwickeln, welches Bollywood-Dance vermittelt.
Nein, Sie müssen nicht im rasenden Wechsel alle raffinierten Figurenkombinationen der Tanzstars nachmachen. Schließlich haben Sie ja nicht schon im Alter von vier Jahren eine klassische indische Tanzausbildung begonnen. Fünf oder sechs Bewegungselemente, die Sie besonders mögen, reichen völlig aus, um am nächsten Wochenende enthusiastisch auf Ihrer ersten Bollywood-Party abzutanzen und Ihre Freunde mit dem Bollywood-Fieber zu infizieren.

Bollywood Basic

Gezielt trainieren und dadurch fit bleiben

Haben Sie alle Übungen durchgearbeitet, können Sie einzelne Kapitel oder Figuren herausgreifen: Beinbewegungen, wenn Sie Ihren Kreislauf in Schwung bringen wollen, Oberkörper- und Armbewegungen, wenn Sie verspannt sind, Ruheposen, wenn Sie von Nervosität geplagt werden. Unterschätzen Sie die langsamen, fließenden Bewegungen nicht. Auch hierbei werden Sie ordentlich schwitzen.
Westliche, schnelllebige Workout-Trends sowie übertriebener Tanz und Sport führen leider häufig zu erheblichen Gesundheitsschäden. Das Bollywood-Training jedoch bewirkt eher das Gegenteil. Fragen Sie bei gesundheitlichen Problemen trotzdem vorab Ihren Arzt, ob es für Sie auch wirklich geeignet ist.

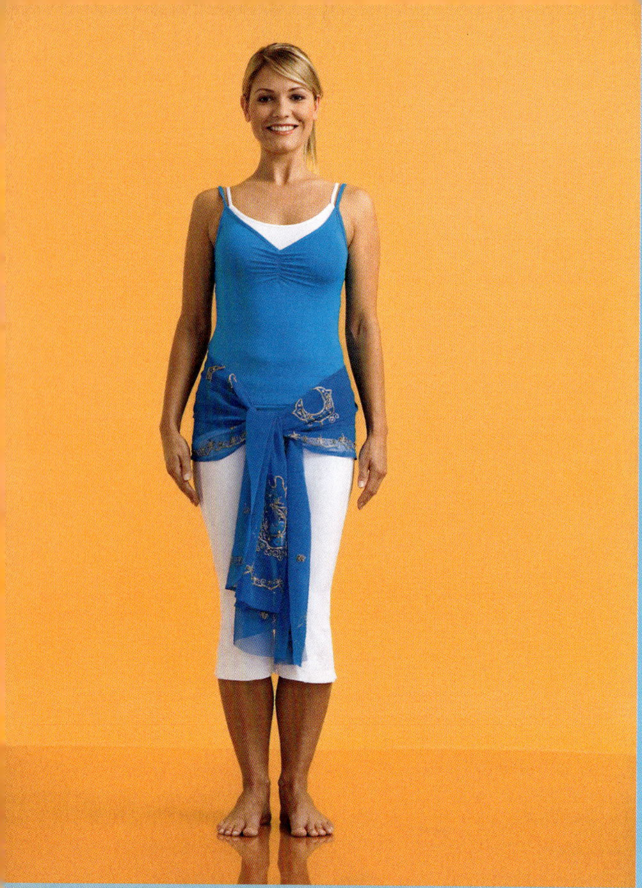

1 Zusammengefasst:

☐ Tipp: Diese Grundhaltung steht im Kontrast zu den Bewegungen, bei denen Sie Ausdauer beweisen müssen. Zunächst entspannen Sie, um Kräfte zu sammeln. Sie finden Ihre korrekte, harmonische Haltung, auf der Sie aufbauen können.

☐ Wirkung: Sie kommen zuerst einmal zur Ruhe, um dann mit Schwung und voller Energie an die weiteren Übungen heranzugehen. Vor allem die natürliche Beinstellung ist die Basis für eine gute Haltung – auch im Alltag.

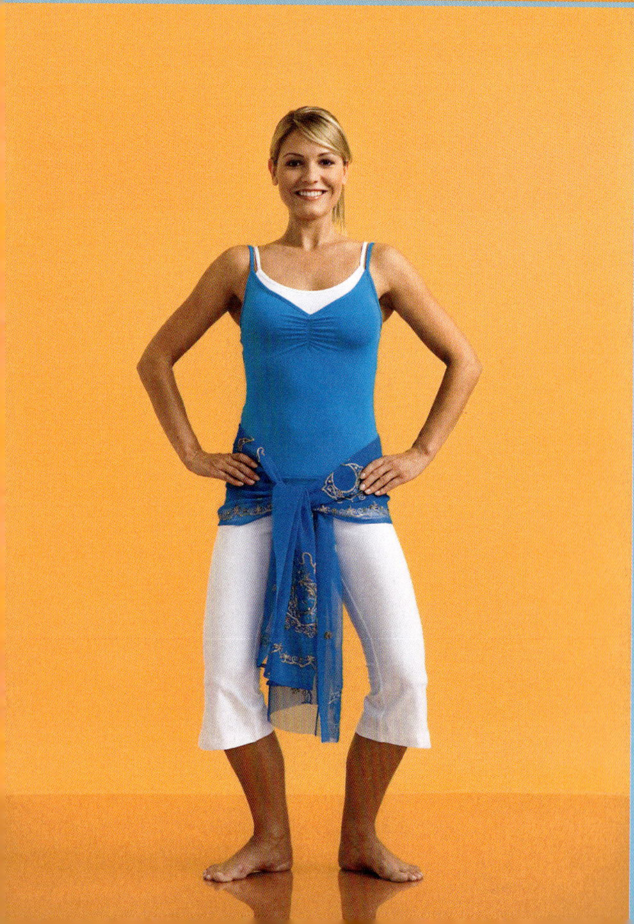

2 Zusammengefasst:

☐ Tipp: Ober- und Unterarme bilden jeweils mit der Rumpfseite ein Dreieck. Um die Knie nicht zu schädigen, sollten diese nie über die Füße hinauszeigen. Ober- und Unterschenkel bilden maximal einen 90-Grad-Winkel. Ihre Körperhaltung ist immer gerade. Mit der Zeit gelingt die leichtere Version bestimmt.

☐ Wirkung: Die Muskeln der Schenkelinnenseiten dehnen sich und werden aktiv, das Becken entspannt sich. Der ganze Körper und besonders der Rücken werden effektiv gestreckt und aufgerichtet. Die Übung stellt eine hervorragende Dehnung der Muskulatur in Oberschenkel und Beckenboden dar.

1. Grundstellung A

Samapada – einfach, aber grundlegend

Track 2

Diese Grundhaltung, mit der die meisten Übungen beginnen, ist eine Ruhestellung – im Gegensatz zu den Bewegungen, die von Ihnen Durchhaltevermögen verlangen. Mit dieser Ruheposition vermeiden Sie schon im Vorfeld grobe Haltungsfehler während des Workouts. Sie profitieren davon sogar auch in Ihrem Alltag, wo es sicher immer wieder Situationen gibt, in denen Sie durch Ihre gute Haltung viel Ruhe, innere Gelassenheit und äußere Souveränität ausstrahlen können.

1. Stellen Sie beide Füße ganz parallel und etwa hüftbreit nebeneinander; das Gewicht ist gleichmäßig auf beide Beine verteilt. Ganz wichtig ist, dass die Knie leicht nachgeben und nicht nach innen zeigen. Sie sollen also weder strammstehen, wie beim Militär, noch ruckartig Ihre Gelenke beugen. Arme und Hände ruhen an den Seiten. Sie legen die Finger, auch den Daumen, aneinander und strecken sie ein wenig.

2. Denken Sie an nichts, lassen Sie alle Gedanken einfach unbeachtet vorüberziehen. Atmen Sie durch die Nase langsam und ganz ruhig ein und aus, heben und senken Sie dabei ein wenig den Bauch. Die natürliche Beinstellung ist schon die erste gute Voraussetzung für eine wirklich harmonische, gesunde Haltung.

Wiederholungen:

Werden Sie vielleicht ungeduldig oder sind Sie anfangs sogar ein bisschen zappelig? Umso wichtiger ist es, dass Sie mindestens drei Minuten lang in der Grundstellung A verharren.

2. Grundstellung B

Ardhamandali – langsam steigern

Track 5

Das A und O der Grundstellungen ist die richtige Beinposition. Glauben Sie nur nicht, Sie könnten diese nicht einnehmen, weil Sie »X-Beine« hätten. Diese entstehen manchmal durch jahrelange Haltungsfehler, existieren aber in vielen Fällen nur in der Einbildung.

1. Setzen Sie die Füße in jeweils einem Schritt am Platz nach außen. Diese bilden jetzt etwa einen 90-Grad-Winkel. Die Hände sind in der sogenannten Dreiecksposition auf den Hüften aufgestützt. Die Ellbogen sollten nicht nach hinten absacken, sondern genau seitlich platziert sein.

2. Gehen Sie nur so weit in den Winkel, wie Füße und Knie noch in dieselbe Richtung zeigen. Gewiss spüren Sie jetzt die Innenseiten der Oberschenkel und die Lendenmuskulatur ein bisschen. Richten Sie das Becken auf, indem Sie den Unterbauch einziehen. Die Hüftknochen sollten nicht von der Linie der Oberschenkel nach innen abknicken. Heben Sie ein wenig den Brustkorb. Atmen Sie langsam und regelmäßig ein und aus.

Wiederholungen:

Vielleicht können Sie jetzt schon mühelos tiefer in die Knie gehen. Versuchen Sie es einmal mit einem größeren Abstand der Füße. Ein andermal stellen Sie die Fersen aneinander. Steigern Sie den Schwierigkeitsgrad aber sehr langsam und vorsichtig. Hauptsache, Sie erfüllen die oben ausgeführten Voraussetzungen und überschreiten Ihre persönlichen Grenzen nicht.

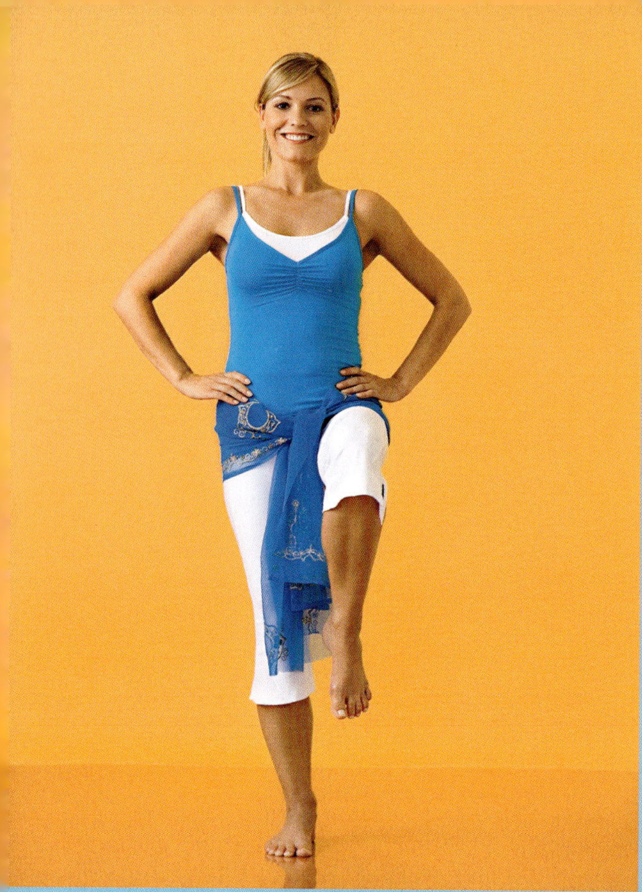

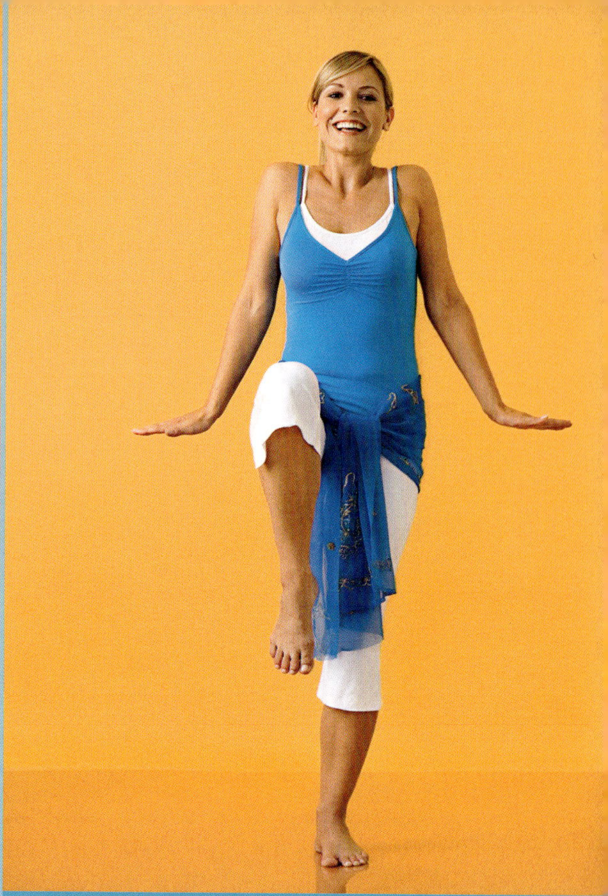

3 Zusammengefasst:

☐ Tipp: Halten Sie die Spannung im Becken stets aufrecht und die Körperachse gerade. Kräftigt den unteren Rücken und die Oberschenkel, verbessert die Haltung.

4 Zusammengefasst:

☐ Tipp: Diese Bewegung lockert und entspannt die Schultern in kürzester Zeit. Sie verbrennt außerdem, zusammen mit dem Kniewechselschwung, viele Kalorien.

3. Kniewechselschwung einfach

Schwungvoll und intensiv

Track 3

Der Kniewechselschwung ist nicht nur ideal zum Aufwärmen, sondern er bildet auch die Grundlage für eine beliebte Tanzfigur, die wegen ihrer kraftvollen Intensität ebenso gerne Männer ausführen. Er wird häufig mit abwechslungsreichen Armposen variiert. Steigern Sie allmählich, indem Sie die Knie immer schneller höher ziehen. Insgesamt eine Minute üben.

1. Nehmen Sie »Grundstellung A« ein, die Arme sind in Dreiecksposition.
2. Schwingen Sie die Knie im Wechsel immer höher und schließlich so hoch wie möglich. Sie dürfen auch auf den Vorderfuß des Standbeins schwingen. Setzen Sie jedes Mal den flachen Fuß sanft auf und strecken Sie dabei das Knie nicht durch. So vermeiden Sie, mit dem Becken einzuknicken und ins Hohlkreuz zu geraten.

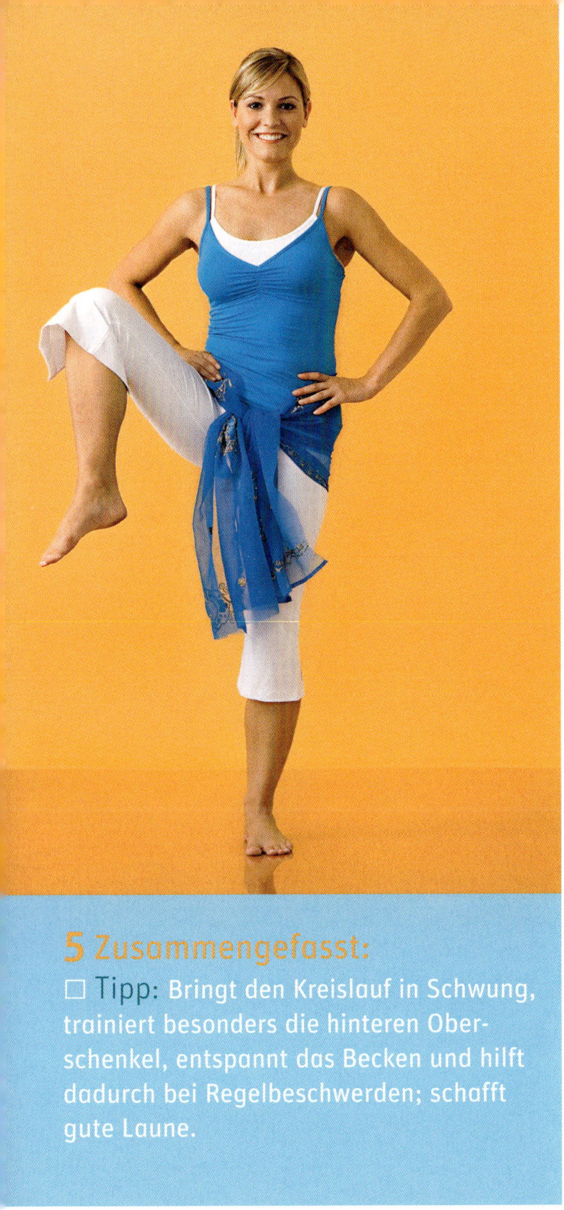

5 Zusammengefasst:
☐ Tipp: Bringt den Kreislauf in Schwung, trainiert besonders die hinteren Oberschenkel, entspannt das Becken und hilft dadurch bei Regelbeschwerden; schafft gute Laune.

4. Kniewechselschwung mit Schulterzucken

Dynamisch und kokett

Track 4

Zum Kniewechselschwung kommt nun noch eine Aktivität der Schultern hinzu, was eine sehr gute allgemeine Lockerung und Entspannung Ihres Oberkörpers bewirkt. Außerdem bringt die zusätzliche Bewegung doppelt Spaß und macht diese Übung noch beliebter. Führen Sie alles etwa eine Minute lang durch.

1. Winkeln Sie die Hände ab, sodass die geschlossenen Fingerspitzen nach außen zeigen; die Daumen legen Sie an. Strecken Sie die Arme durch, heben und senken Sie beide Schultern gleichzeitig möglichst schnell, während Sie den Kniewechselschwung ausführen.

2. Wenn die Schultern heftig in Bewegung sind, können Sie den Kniewechselschwung unterbrechen, indem Sie länger mal auf dem einen, mal auf dem anderen Bein stehen bleiben. Somit verlagert sich die Dynamik von oben nach unten und umgekehrt.

5. Kniewechselschwung nach außen

Temperamentvoll und etwas schwierig

Grundsätzlich ist die Übung auch aus der »Grundstellung B« möglich, kann dann aber nicht so schnell ausgeführt werden und ist wesentlich schwieriger. Halten Sie mindestens eine Minute durch

1. Wie der Name schon sagt, zeigt das Knie im Schwung nicht nach vorne, sondern nach außen. Somit öffnet sich die Beinstellung. Die Bewegung erfolgt aus der »Grundstellung A«, das heißt, das Knie des Standbeins bleibt geradeaus nach vorne gerichtet. Beim Aufsetzen steht der Fuß wieder parallel neben dem anderen.

2. Trainieren Sie nun im Wechsel jedes Bein und legen Sie dabei ein flottes Tempo an den Tag. Die Schwierigkeit besteht darin, den Rumpf gerade zu halten, besonders beim Verlagern des Gewichts durch den Seitenwechsel.

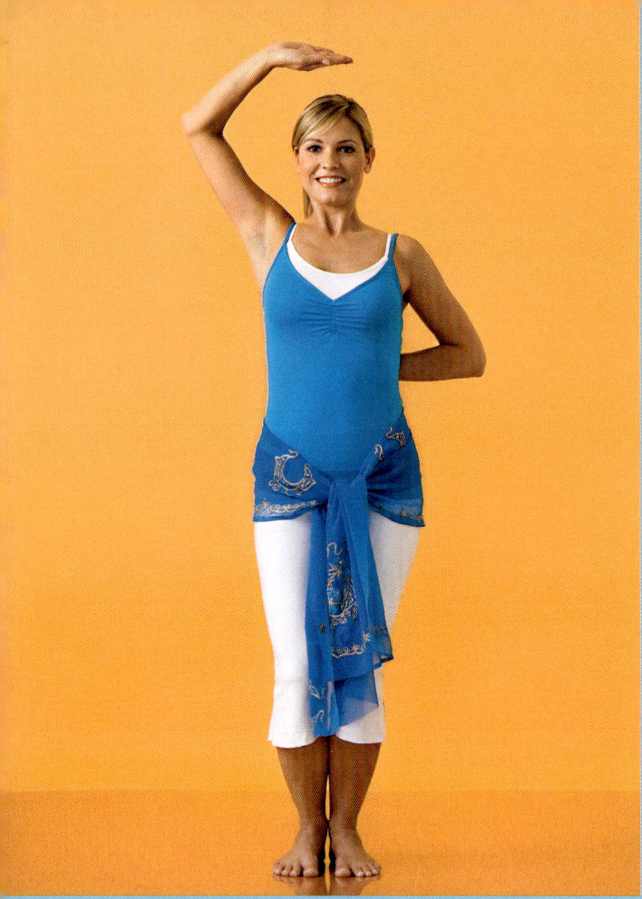 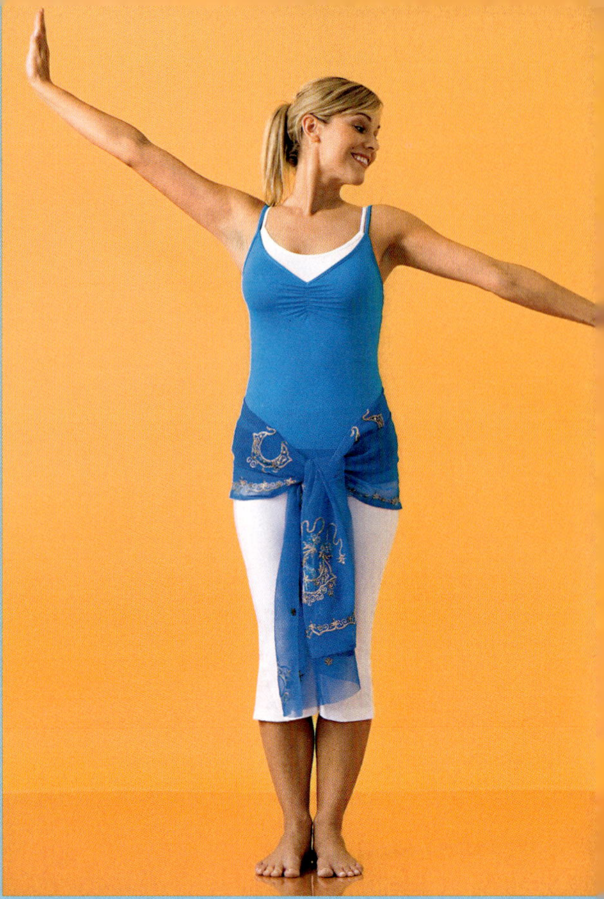

6 Zusammengefasst:

☐ Tipp: Sie »denken und fühlen« bei fast allen Armbewegungen mit den Händen. Die Arme sind von der Lenkung der Hände abhängig. Das ist deshalb wichtig, weil die Bewegung aus den Schultern sonst schwerfällig beginnt und die Hände nur als Anhängsel wahrgenommen werden. Der Ausdruck der Hände erinnert hier an einen Flügelschlag.

☐ Wirkung: Das Klapprad entwickelt die Muskeln im Schulterbereich, erhöht die Beweglichkeit in den Schultergelenken und baut Verspannungen ab.

6. Klapprad

Schön harmonisch und lockernd

Auch diese Grundübung wirkt sehr ebenmäßig und kann als Baustein in zusammenhängende Bollywood-Bewegungsabläufe eingefügt werden.

1. Sie befinden Sich in »Grundstellung A« (siehe Seite 30) und legen den linken Handrücken in Taillenhöhe auf die Wirbelsäule; die rechte Handfläche zeigt über dem Kopf zum Himmel. Somit bilden die Oberarme von Ellbogen zu Ellbogen eine Diagonale durch den Oberkörper. Strecken Sie den rechten Unterarm aus, ohne dabei den Oberarm zu bewegen, und führen Sie die Hand mit dem durchgestreckten Arm im weiten Bogen nach unten.
2. Ziehen Sie nun den linken Unterarm heraus, und führen Sie die Hand mit durchgestrecktem Arm im weiten

Bogen nach oben; die Fingerspitzen weisen zur Erde. Jetzt knicken Sie beide Unterarme ab, der Seitenwechsel ist vollzogen. Auch die Handstellung hat sich umgekehrt; in dieser Endposition gehen beide Knie ins Plié, also in eine leichte Beuge.

Wiederholungen:

Wie ein Rad, das mal in die eine, mal in die andere Richtung rollt, bewegen Sie nun Ihre Arme mal hoch, mal runter. Jede Hand kommt viermal oben und viermal unten an.

Der Beckenboden – Zentrum von Lust und Wohlbefinden

Prüde Europäer, insbesondere die britischen Kolonialherren Indiens, empfanden in früheren Zeiten den Anblick leicht geöffneter Beine bei Auswärtsstellungen und Kreuzschritten im indischen Tanz als anstößig. Und das, obwohl die Tänzerinnen ohnehin meistens weit herabfließende Gewänder trugen.

Bis heute sucht man in so manchem, eigentlich sehr ausführlichen Anatomieatlas vergeblich nach der Muskulatur des Beckenbodens.

Man wundert sich, denn schließlich war das europäische Ballett anerkannt, obwohl die Ballerinas dort derart die Beine spreizten, dass man ständig in ihren Schritt sehen konnte. Die Erklärung für die Scham der indischen Kolonialherren ist dennoch einfach: Die indischen Tempeltänzerinnen wirkten ungleich lebendiger, erotischer und damit wesentlich gefährlicher als ihre häufig leblosen europäischen Kolleginnen. Es ist nur gut, dass die Sittenstrengen dies nicht ahnten: Die Beckenbodenmuskulatur der erotischen Tänzerinnen war und ist bis heute sehr aktiv. Gerade das ermöglicht nämlich die nach unseren heutigen Maßstäben so ästhetischen indischen Beinbewegungen und -posen in Vollendung.

Ein neues Körperbewusstsein ist erwacht

Glücklicherweise hat sich das Bewusstsein diesbezüglich inzwischen geändert. Westliche Sportmediziner weisen heute sehr wohl auf die im Körperzentrum schlummernde Kraft hin. Leistungsschwimmer und Akrobaten beispielsweise setzen, wie die orientalischen Tänzerinnen, ihre Beckenbodenmuskeln ganz selbstverständlich ein. Das Beckenbodentraining wird allerdings bisweilen immer noch verschämt als Krankengymnastik bezeichnet, etwa bei Gebärmuttersenkungen oder bei Blasenschwäche. Dabei sollte man sich doch eher darüber freuen, dass auch das Lustempfinden steigt.

Der Beckenboden – ein Wunderwerk der Natur

Die gitterförmig angelegten drei Muskelschichten im Beckenboden sind ein vollendetes Wunderwerk der Natur: Die äußere Schicht verläuft von vorne nach hinten und bezieht die ringförmigen Schließmuskeln mit ein, die mittlere bildet eine Quer-, die innerste wieder eine Längsschicht, welche in hohem Maß für die Haltung des ganzen Körpers verantwortlich ist. Ein trainierter Beckenboden macht nach Ansicht vieler Experten einen Dammschnitt bei Geburten völlig überflüssig.

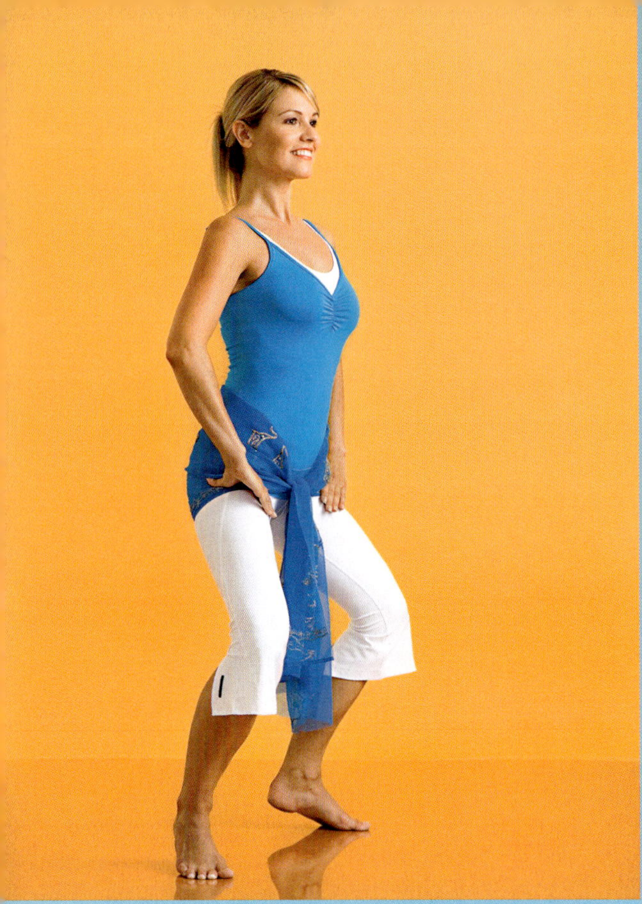

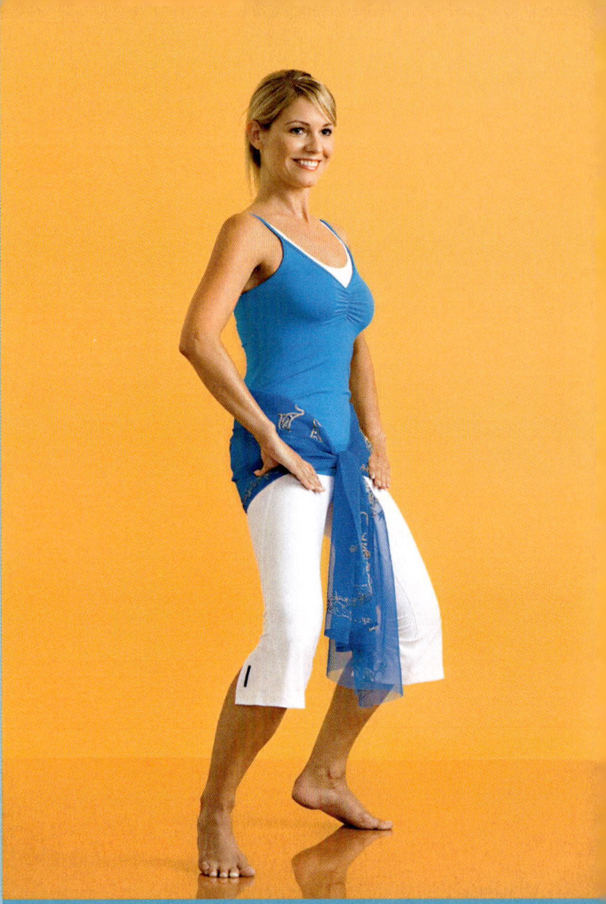

7 Zusammengefasst:

☐ Tipp: Kräftigung der ersten und dritten Muskelschicht, vor allem der ringförmigen Schließmuskeln; die Übung hilft auch gegen Beschwerden der unteren Wirbelsäule.

8 Zusammengefasst:

☐ Tipp: Diese Übung stärkt vor allem die zweite Querschicht der Beckenbodenmuskulatur; sie stabilisiert außerdem die Hüftgelenke.

7. Beckenbodenstärkung A

Zu Beginn recht anstrengend

Spannen Sie grundsätzlich bei allen hochschwingenden Beinbewegungen zusätzlich den Beckenboden an, so als wollten Sie sich von einem Sitz erheben. Tun Sie dies auch, wenn Sie bergauf gehen oder eine Treppe hinaufsteigen. Sie werden den Unterschied sofort merken. Die hinzugewonnene Energie bringt Ihnen deutlich mehr Leichtigkeit und Schwung.

1. Nehmen Sie die »Grundstellung B« ein (siehe Seite 30). In dieser Haltung ist das Becken bereits vorgeschoben, der Bauch eingezogen. Nun geben Sie im Becken nach, sodass es leicht nach hinten kippt.

2. Jetzt holen Sie die Energie aus dem Beckenboden, um das Becken wieder gerade aufzurichten, indem Sie sich vorstellen, Sie würden das Steißbein einrollen. Anfangs meinen Sie vielleicht, die Kraft käme nur aus den Ge-

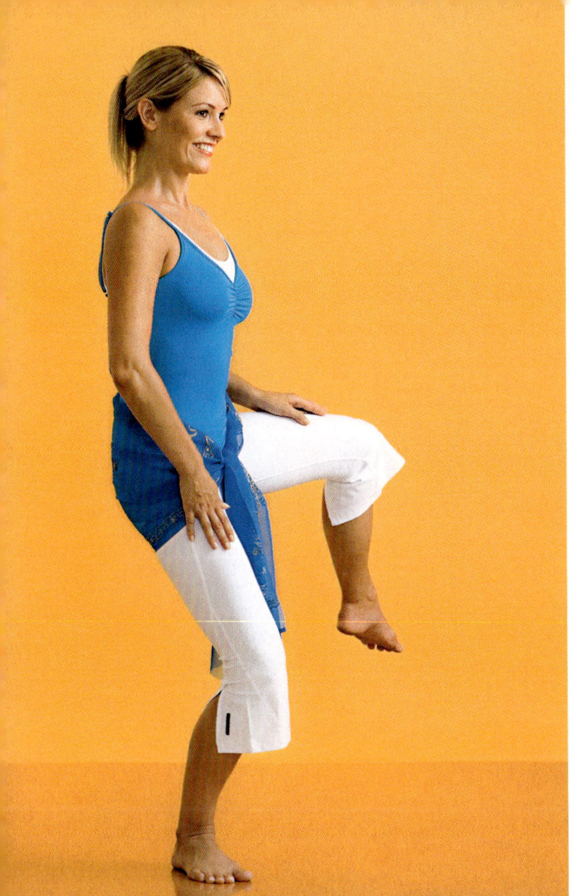

9 Zusammengefasst:

☐ Tipp: Mit dieser Bewegung kräftigen Sie die dritte tiefe Muskelplatte am Beckenboden; sie sorgt zusätzlich für Elastizität und stabilisiert den ganzen Körper.

säßmuskeln. Die Kontraktion zentriert sich aber in Richtung Beckenboden.

Wiederholungen:

Die Übung ist anfangs sehr anstrengend. Daher genügt es zunächst, auf diese Weise zehnmal hin und her zu kippen. Haben Sie langsam ein Gefühl für die Steißbeingegend, stellen Sie sich vor, Schambein und Steißbeinspitze wollten zusammenkommen. Nach einiger Zeit führen Sie diese Übung mit erhobenen Fersen aus (siehe Foto 7).

8. Beckenbodenstärkung B

Etwas schwieriger, aber effektiv

Sollten Sie sich mit dieser Sitzknochenübung schwer tun, dann nehmen Sie besser auf einem harten Stuhl Platz. Ihr Rücken ist dabei gerade.

1. Sie nehmen wieder »Grundstellung B« ein, lassen das Becken leicht locker.

2. Schieben Sie die Sitzknochen zusammen. Hierdurch verengt sich das Becken von der Seite. Probieren Sie dasselbe mit nach vorne gekipptem Becken, wozu Sie das Steißbein aktivieren.

Wiederholungen:

Wenn Sie alles zehnmal durchführen, genügt das vorerst. Auch hier steigern Sie den Schwierigkeitsgrad, indem Sie die Fersen wie bei »Beckenbodenstärkung A« heben.

9. Beckenbodenstärkung C

Kräftigend und stabilisierend

Falls Ihnen die Auswärtsstellung der Knie noch schwerfällt, können Sie die Übung ebenso gut mit nach vorne gerichteten Knien und weitem Fußabstand ausführen.

1. In »Grundstellung B« verlagern Sie Ihr Gewicht auf einen Fuß.

2. Heben Sie das andere Bein, ohne den Ausgangswinkel der Grundstellung zu verändern. Der Impuls kommt durch das Anspannen des gesamten Beckenbodens. Gleichzeitig beugen Sie vorsichtig das Knie des Standbeins. Wechseln Sie dann auf die andere Seite. Führen Sie die Übung viermal durch.

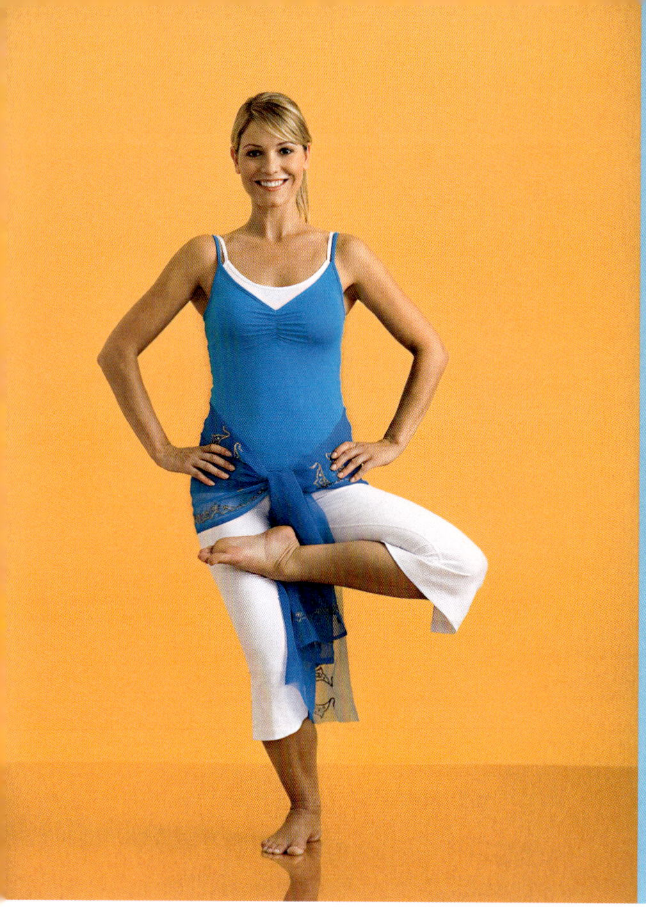

10 Zusammengefasst:

☐ Tipp: Wenn Sie schon etwas geübter sind, können Sie mehrere Kniebeugen auf einem Bein machen.

☐ Wirkung: Aktiviert die Hüftgelenke und öffnet die Leisten, sodass das Blut aus den Beinen ungehindert in den Körper zurückfließen kann; daher das erfrischende Gefühl. Lindert Verschleißerscheinungen an den Hüften, sorgt für eine stärkere Durchblutung des Beckenbodens und verbessert die Körperspannung insgesamt.

10. Hüftdehnung auf einem Bein

Erfrischend und regenerierend

Track 9

Hiermit bereiten Sie sich sehr gut auf die federnden, fließenden Bewegungen des Standbeins im Bollywood-Dance vor. Sie fallen Ihnen dank dieser Vorübung dann wesentlich leichter. Außerdem werden Sie mit der Zeit eine viel bessere Körperspannung bekommen

1. Sie befinden sich in »Grundstellung A«, nehmen einen Fuß in beide Hände und legen ihn auf dem Oberschenkel des Standbeins so weit oben wie möglich auf. Haben Sie Schwierigkeiten mit dem Gleichgewicht, dürfen Sie den Fuß auch festhalten. Nach einiger Zeit des Übens werden Sie es jedoch vielleicht sogar schaffen, den Fuß in der Leiste abzulegen.
2. Beugen Sie nun das Standbein vorsichtig so tief wie möglich; der Rumpf bleibt dabei gerade. Atmen Sie tief und langsam, bis das Standbein deutlich müde wird. Dann stellen Sie den Fuß wieder auf die Erde. Spüren Sie jetzt der Körperdehnung nach: Das Standbein ist warm geworden, die Hüfte der anderen Seite fühlt sich frisch und entspannt an.

Wiederholungen:

Atmen Sie ruhig weiter, und führen Sie die Übung genauso auf der anderen Seite aus. Dann trainieren Sie noch einmal jede Seite. Nach einiger Zeit wird es Ihnen sicher gelingen, mehrere Kniebeugen auf einem Bein zu machen.

11. Seitliche Rumpfdehnung

Track 10

Schlangenhaft und geschmeidig

1. In »Grundstellung A« ziehen Sie Bauch und Beckenboden kräftig ein und atmen aus. Jetzt neigen Sie den Oberkörper exakt zur linken Seite, jedoch keinesfalls (nicht einmal ganz wenig!) nach vorne. Es ist hilfreich, wenn die linke Hand am Schenkel seitlich entlanggleitet; dadurch fließt auch der Oberkörper mehr. Dass Sie es richtig machen, merken Sie sofort, wenn es stark in der Taille zieht. Knicken Sie nicht in der Hüfte ab, der Unterkörper bleibt ruhig. Verharren Sie ein wenig in dieser Position, atmen Sie ganz gleichmäßig weiter.
2. Ziehen Sie nun die rechte Hand mit durchgestrecktem Arm in einem weiten Bogen nach oben, wie Sie es schon beim »Klapprad« (siehe Seite 34) gelernt haben. Die gesamte Übung besteht also aus zwei Elementen: Oberkörper zur Seite, danach Arm nach oben. In umgekehrter Richtung gehen Sie folgerichtig wieder zurück: zuerst die obere Hand umklappen und – mit der flachen Hand außen – den Arm im Bogen nach unten bewegen, als nächstes den Oberkörper aufrichten. Sie stehen wieder gerade da.

Wiederholungen:

Führen Sie die Bewegung fließend im Wechsel auf jede Seite sechsmal aus. An den Endpunkten dürfen Sie kurz innehalten.

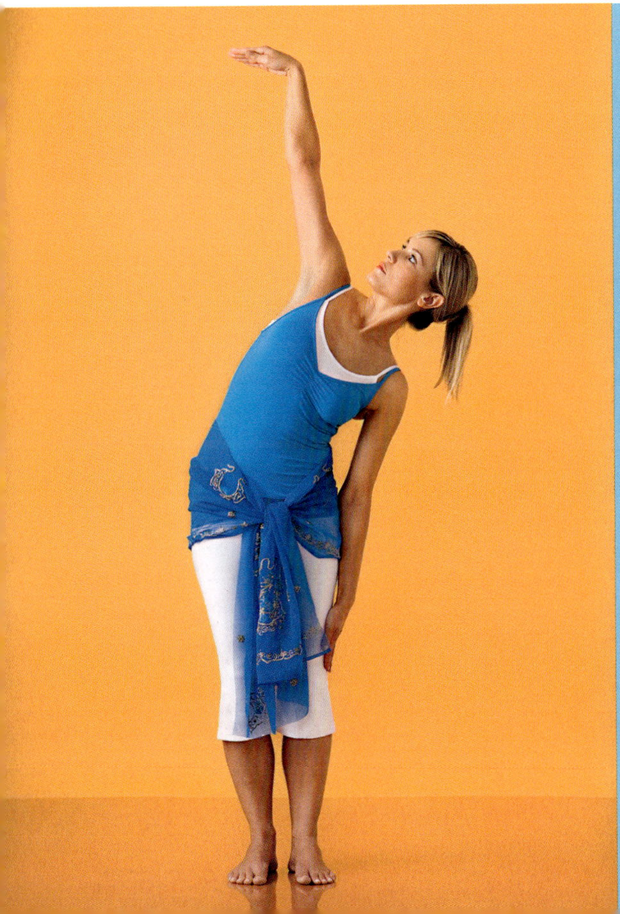

11 Zusammengefasst:

- Tipp: Hier wird die typische schlangengleiche seitliche S-Form des Körpers entwickelt, die zahlreiche Posen im Bollywood-Dance so erotisch wirken lässt.
- Wirkung: Die Übung macht Ihre Taille schlank und biegsam, sie verbessert Ihre Figur. Sie dehnt und kräftigt außerdem die seitliche Rumpfmuskulatur sowie die Oberarme und sorgt für eine schöne Körperhaltung.

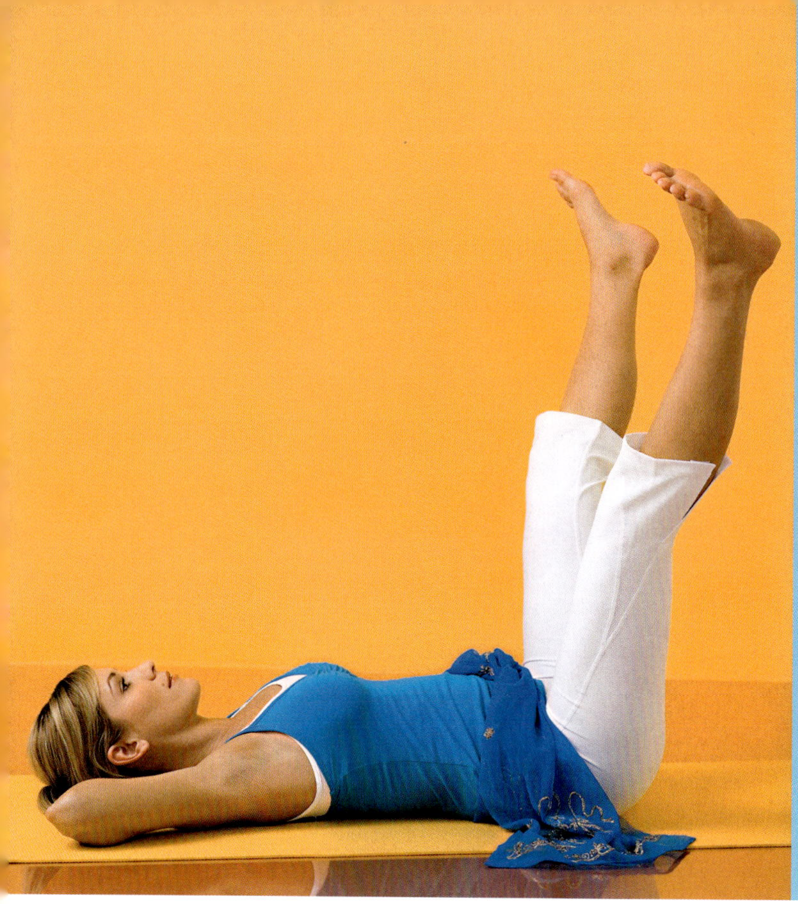

12 Zusammengefasst:

☐ Tipp: Anfangs fühlen Sie sich möglicherweise ein bisschen wackelig und ungelenk bei dieser Übung in entspannter Rückenlage. Lassen Sie sich dadurch jedoch auf keinen Fall irritieren, denn Sie erzielen trotzdem einen positiven Effekt.

☐ Wirkung: Trainiert Po, Bauch, Hüften und Beine, dehnt die Innenseiten der Oberschenkel; stärkt außerdem den unteren Rücken, entspannt die Lendenwirbelsäule und aktiviert die Hüftgelenke.

12. Beinübung in Rückenlage

Entspannend und mobilisierend

Selbst wenn Sie nicht immer in Bollywood-Stimmung sind, sollten Sie die Aufwärmübungen wegen ihrer umfassenden Wirkungen regelmäßig durchführen. Für diese beiden letzten Übungen benötigen Sie einen nicht zu harten Platz auf dem Boden.

1. Legen Sie sich auf den Rücken, beugen Sie die Beine an und setzen Sie die Füße in hüftbreitem Abstand auf. Ziehen Sie die Oberschenkel an den Körper und strecken Sie die Unterschenkel hoch. Flexen Sie die Füße, das heißt, Sie biegen sie so, dass sie einen rechten Winkel zum Unterschenkel bilden. Arbeiten Sie auch hier ganz genau, wie die Inder: Ziehen Sie zuerst die Fußspitzen in Richtung Körper; der Zug aus dem Fußgelenk folgt automatisch nach. Ihr Gefühl für die Fußbewegungen wird dadurch wesentlich lebendiger.
2. Die Beine stehen nun senkrecht nach oben. Drücken Sie die Knie möglichst ganz durch – oder zumindest so weit wie möglich. Klappen Sie die Beine auseinander, bis Sie die Oberschenkelinnenseiten deutlich spüren, und dann wieder zusammen. Geben Sie dabei die senkrechte Stellung nicht auf. Federn Sie bitte nicht nach.

Wiederholungen:

Geben Sie Ihre Beine mindestens 20-mal auseinander und wieder zusammen.

13. Beinübung in Seitlage

Elegant und kräftigend

Grundsätzlich sind die Aufwärmübungen so konzipiert, dass Sie sie fast überall zwischendurch auch im Alltag durchführen können. Nur für diese wie auch für die vorhergehende Beinübung benötigen Sie eine Unterlage. Beide Workouts trainieren effektiv Ihre Problemzonen, nämlich Bauch, Beine und Po.

1. Rollen Sie zur Seite und stützen Sie Ihren Unterarm auf der Matte auf. Ihr Rumpf bildet nun eine Linie mit Unterarm, Hüfte und Bein, so als würden Sie auf einer Gartenmauer liegen ohne herunterzufallen.

2. Strecken Sie jetzt das obere gerade Bein mit geflextem Fuß nach oben. Geflext heißt, Sie ziehen die Zehenspitzen in Richtung Knie.

Wiederholungen:

Heben und senken Sie das Bein 15-mal auf jeder Seite. Wenn Sie für Übung 12 und 13 drei Minuten nach dem Aufstehen als Morgengymnastik oder auch vor dem Schlafengehen reservieren, ist das schon ein guter Auftakt für Ihre Trainingsvorsätze.

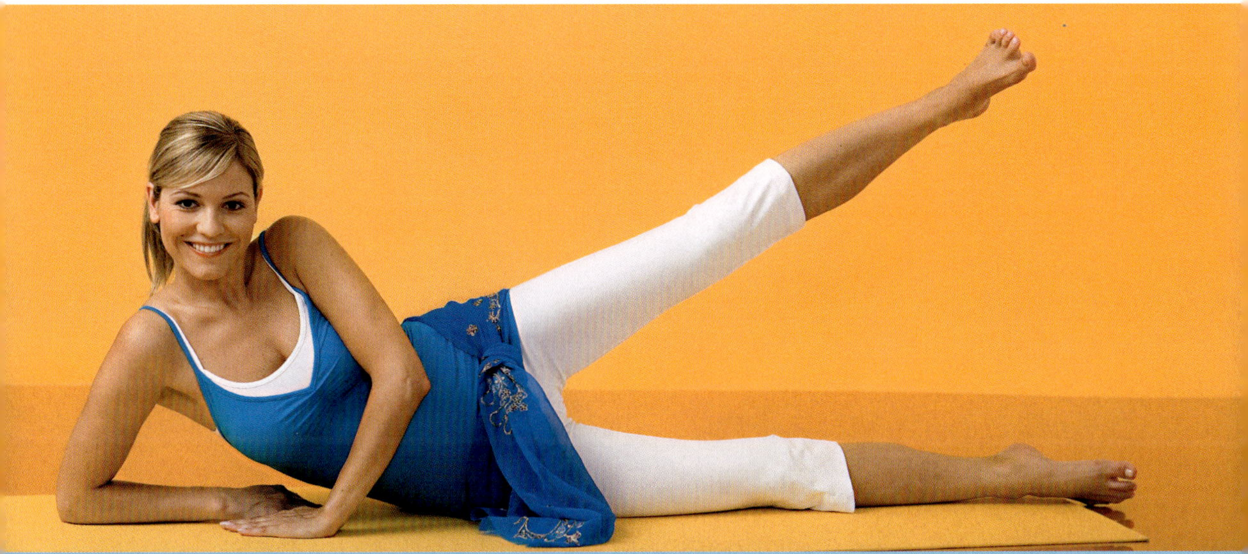

12 Zusammengefasst:

☐ Tipp: Diese Pose wirkt nicht nur beim Üben souverän, sondern sie sieht – ganz nebenbei – auch gut aus im Urlaub am Strand. Damit ziehen Sie bestimmt so manche Blicke auf sich.

☐ Wirkung: Auch diese Übung sorgt für einen schönen Po, einen schlanken Bauch, schmale Hüften und gut trainierte Beine. Sie festigt zudem die Rumpfmuskulatur. Übrigens dürfen Sie diese Haltung sogar beim Fernsehen einnehmen.

Bewegungen aus den Beinen

Schritte und Beinbewegungen im indischen Stil sind, wie Sie bereits gelesen haben, von besonderer Raffinesse. Das altindische Tanzlehrbuch *Natyashastra* bezeichnet als *Cari* die Bewegungen der Körperglieder von der Hüfte abwärts ganz präzise.

Muskelkräftigung von der Taille bis zum Fuß

Die Bedeutung des Fußes spielt bei den *Cari* eine herausragende Rolle. Aber auch die Bewegungsfolgen von Hüfte, Taille, Ober- und Unterschenkel, die einen besonderen Effekt bringen, sind sehr wichtig. Außerdem wird danach unterschieden, ob sich der Fuß nur wenig vom Boden abhebt *(Bhaumicari)* oder weit nach oben geht *(Aḳashiḳicari)*. Dies alles bietet vielfältige Bewegungsmöglichkeiten. Beinahe alle Muskeln zwischen Taille und Fußspitze kommen zu vollem Einsatz. Ein paar typische Merkmale der Beinbewegungen, die auch dem Bollywood-Style entsprechen, werden Ihnen bald auffallen, etwa die Fuß-Kreuzstellungen: Mal kreuzen Sie den Vorderfuß vor oder hinter dem Standbein, mal treten Sie vorne nur mit der Ferse auf. Seitlich berührt auch der flache Fuß den Boden, nach hinten machen Sie geschmeidig rollende Schritte. Sie schweben ruhig in der Pose einer Göttin, um gleich darauf all Ihre Power mit flotten Bewegungen wie in Ekstase zu entladen.

Vor allem schlanke und gesunde Beine

Neben ihrer grundsätzlichen Ästhetik bieten die *Cari* tolle Effekte für Schönheit und Gesundheit: Ihre Füße werden schnell warm, die gute Durchblutung in den Beinen vermag sogar Krampfadern zu verhindern. Außerdem können Sie sich auf schlanke, durchtrainierte Beine freuen. Gelegenheiten, diese stolz zu präsentieren, gibt es genug: zur Sommerzeit im kurzen Kleid oder Bikini, im »kleinen Schwarzen« und natürlich auf Bollywood-Partys.

Üben Sie nicht ständig Kritik an Ihren Beinen, sondern seien Sie selbstbewusst aufgrund Ihrer neuen Beweglichkeit, die einen großen Zauber auf Ihr gesamtes Umfeld ausüben wird.

Eine richtige Bollywood-Mode etabliert sich gerade mit großem Erfolg. Man trägt durchsichtige Hosen aus Chiffon und Minikleider, gerne auch mit Leggins kombiniert. Man zieht fließende Blusen und Roben an, die nicht nur schlanken Frauen gut stehen. Beinfreiheit ist hier auf jeden Fall garantiert.

Schöner Po und schmale Taille

Durch die folgenden Übungen lernen Sie auch, Ihr Körpergewicht mühelos auf einem Bein ruhen zu lassen. Das verbessert Ihre Haltung sowie Ihren Gleichgewichtssinn. Zunächst brauchen Sie dafür lediglich ein Mindestmaß an entwickelter Beinmuskulatur. Viele *Cari* helfen Ihnen, sich nicht nur irgendwie auf einem Bein ruhig zu halten, sondern sich dabei sogar noch bewegen zu können.

Das »Tüpfelchen auf dem I« für diese Stellungen ist häufig eine kleine, einbeinige Kniebeuge auf dem Standbein nach dem Aufsetzen, wodurch die Gesamtbewegung noch elastischer wird und harmonisch im Rhythmus nachschwingt. *Akashikicari* (siehe Seite 42) und *Ekapada* (siehe Seite 49) im häufigen Wechsel beispielsweise beanspruchen zudem ziemlich stark Schenkel, Po und Hüften und verhelfen Ihnen an diesen Stellen zu schönen, wohlgeformten Muskeln.

Bollywood Basic

Sie haben perfekte Körperproportionen

Die Schrittabstände werden häufig nach indischer Tradition in sogenannten Tala gemessen. Ein Tala ist genau der Abstand zwischen Ihrer ausgestreckten Daumen- und Mittelfingerspitze. Natürlich ist dieser bei jedem Menschen unterschiedlich groß. Genial ist, dass Ihr persönlicher Tala exakt dem hüftbreiten Abstand Ihrer Füße entspricht, wie in »Grundstellung A« (siehe Seite 30).

Die Inder, Meister der Architektur, haben erkannt, dass im Körpergebäude die Gliedmaßen in idealen Proportionen zueinander stehen. Waren Sie bisher mit Ihrem Körper etwa unzufrieden? Das brauchen Sie jetzt nicht mehr zu sein, denn Bollywood-Dance zeigt, dass Sie perfekt gebaut sind.

Bewegung als erlebter Traum

Cari – allein die Beinübungen lassen Sie Ihren Körper bereits intensiver erleben. Die *Akashikicari*, bei denen Sie die Beine hoch aus den Oberschenkeln heben, oft verbunden mit einem weiten Schritt, symbolisieren unter anderem das Schreiten über die Wolken. Fühlen Sie sich wie eine Nymphe des Himmels! Eine schöne Vorstellung, nicht wahr? Den *Bhaumicari*, bei denen Sie die Füße nicht über Kniehöhe erheben, wird häufig ein erotischer und weiblich-anmutiger Charakter zugesprochen. Der graziöse Effekt kommt aus der Beweglichkeit der unteren Beinmuskeln. Auch der Fuß ist hier stark im Blickpunkt.

Cari – ausdrucksstarke Schritte und Bewegungen

Sorgfältig gesetzte Schritte, wie manche Kreuzschritte, sind sehr gut geeignet, um das Herabschreiten auf einer Palasttreppe nachzuahmen; auch das Betreten eines Flussufers wird thematisiert, gleichsam aus dem Wasser herauswatend und dann die Erde betretend. Das hochschwingende Bein und das anschließende blitzschnelle, mehrmalige Auftippen mit dem Vorderfuß vermitteln Ausgelassenheit und Lebensfreude pur. Im alten Tanztheater wurde dieser Part gerne dem »Spaßmacher« zugewiesen. Sicher kennen Sie das auch aus den modernen Filmen.

Die vielseitigen Beinübungen lassen Sie spüren, wie Ihre Haltung immer stolzer wird und wie wohltuend die Wirkung für Ihre gesamte Muskulatur ist.

Die Oberkörperbewegungen (siehe Seite 52) sind ohne die fundamentalen *Cari* kaum denkbar. So werden Sie Stufe um Stufe an die harmonischen Zusammenhänge der Bewegungen von Kopf bis Fuß geführt. Im Folgenden lernen Sie eine kleine Auswahl an *Cari* kennen, die Ihnen abwechslungsreiche Trainingseffekte bieten und mit denen Sie raffinierte Schrittmuster zusammenstellen können. Zu den *Cari* dürfen Sie auch die Kniewechselschwünge aus dem Aufwärmprogramm (siehe Seite 32) hinzurechnen.

Bollywood Basic

Bollywood-Kurse fast überall zu finden

Gewiss gibt es auch an Ihrem Wohnort private Anbieter oder Volkshochschulen, die Bollywood-Kurse anbieten. Meist dürfen Sie zwischen verschiedenen Stilen wählen. Manche Tanzlehrer/innen und Fitnesstrainer/innen unterrichten das neue Bewegungsgefühl eher in Richtung Aerobic und Workout-Training, andere wiederum betonen den entspannenden Charakter, wieder andere lehren aus den einzelnen Bausteinen freien Tanz. Entscheiden Sie sich erst nach einer Probestunde für Ihren Kurs.

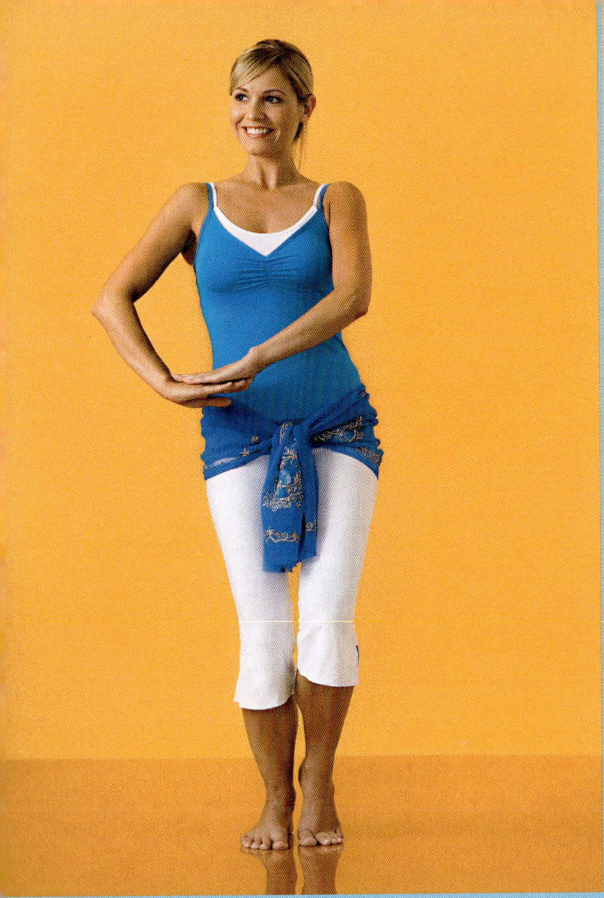

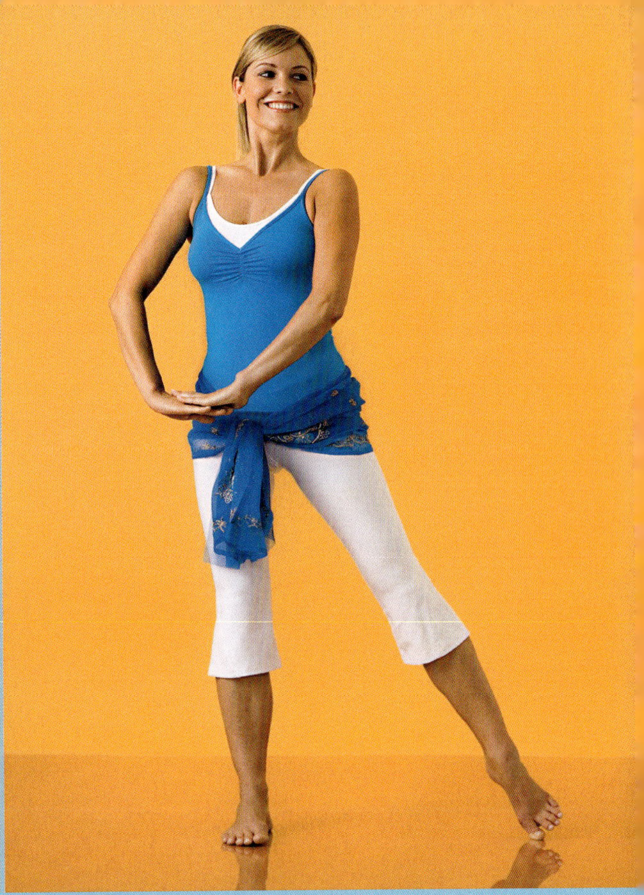

14 Zusammengefasst:

☐ **Tipp:** Während der Kniebeugen dürfen Sie die Hände ein wenig nach unten drücken, als wollten Sie auf einen Springball tippen. Wenn Sie den Schritt aus dem Unterschenkel beginnen, erzielen Sie das gewisse indische Flair.

☐ **Wirkung:** Ihre Beine, von der Fußspitze bis zu den Leisten, und vor allem die Oberschenkelinnenseiten, werden wunderbar elastisch. Die drei Bewegungen, die einen Schritt ermöglichen, lassen den Rhythmus auf hervorragende Weise nachempfinden.

14. Grundschritt

Cari – mittelschnelles Tempo

Mit dem Grundschritt finden Sie leicht in fast jeden Rhythmus und stimmen sich durch sein mittelschnelles Tempo auch körperlich gut in die weiteren Grundübungen ein. Wissen Sie während Ihres Tanz-Workouts vielleicht das eine oder andere Mal nicht richtig weiter, finden Sie über den Grundschritt wieder zurück in die Bewegungsabläufe.

1. In »Grundstellung A« ruhen Ihre aufeinandergelegten Hände über der rechten Hüfte. Heben Sie den linken Fuß, setzen Sie den Vorderfuß wieder auf. Sie gehen dabei weich in die Knie.

2. Sie holen Schwung aus dem linken Unterschenkel, strecken das Bein und setzen den Fuß zweieinhalb *Tala* weit zur Seite auf. Der andere Fuß setzt nach. Gleichzeitig gehen Sie ins Plié, nehmen die Hände zur linken Hüfte.

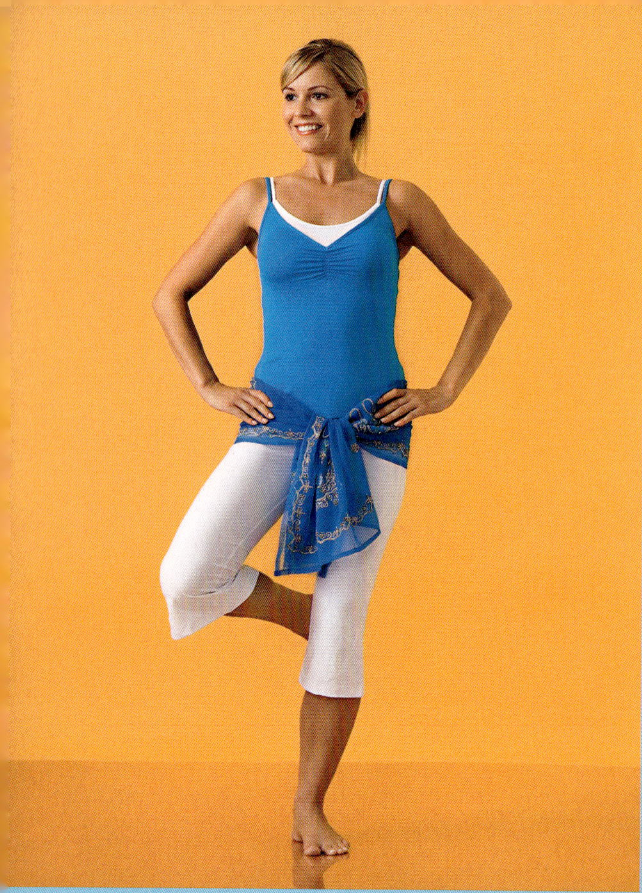

1 Schritt nach vorne diagonal
☐ Tipp: Dies ist eine Geste des Sich-Öffnens. Achten Sie darauf, dass sich der Körper mit dem Schritt in eine 45-Grad-Richtung wendet und nicht in der frontalen Ansicht bleibt.

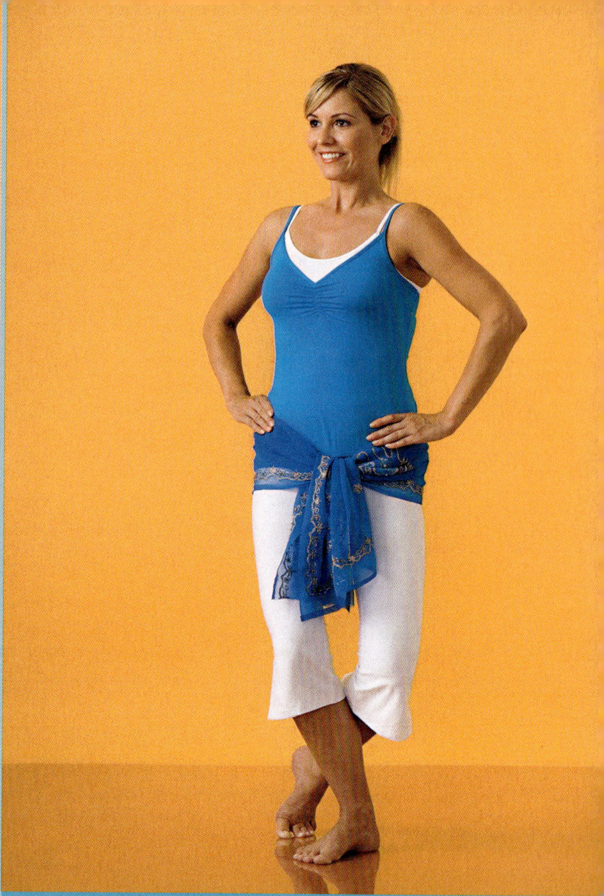

2 Kreuzschritt hinter die Ferse
☐ Tipp: In dieser Stellung ist die Kniebeuge sehr schonend, da sich die Knie nach außen öffnen und die Bänder nicht belastet werden.

15. Diagonaler Kreuzschritt vor und zurück

Step 1: Bei diesem Schrittmuster *(Cari)* verlassen Sie Ihren Platz, indem Sie im 45-Grad-Winkel nach vorne gehen und dann wieder zurück. Sie nehmen die »Grundstellung A« (siehe Seite 30) ein und stützen die Hände auf die Hüften. Schwingen Sie den rechten Unterschenkel zurück, dann wieder vor, sodass Sie das Bein strecken, und setzen Sie den flachen Fuß auf der Linie auf, die von Ihrem Standort um 45 Grad abzweigt, so als wollten Sie ganz entschlossen in einen Weg einbiegen. Es ergeben sich dadurch übrigens ziemlich genau zweieinhalb *Tala* (siehe Seite 43) Abstand.

Step 2: Der linke Unterschenkel beugt sich, und der Vorderfuß setzt gekreuzt hinter der rechten Ferse auf. Sie gehen dabei ins Plié, das heißt, Sie beugen beide Knie ein wenig.

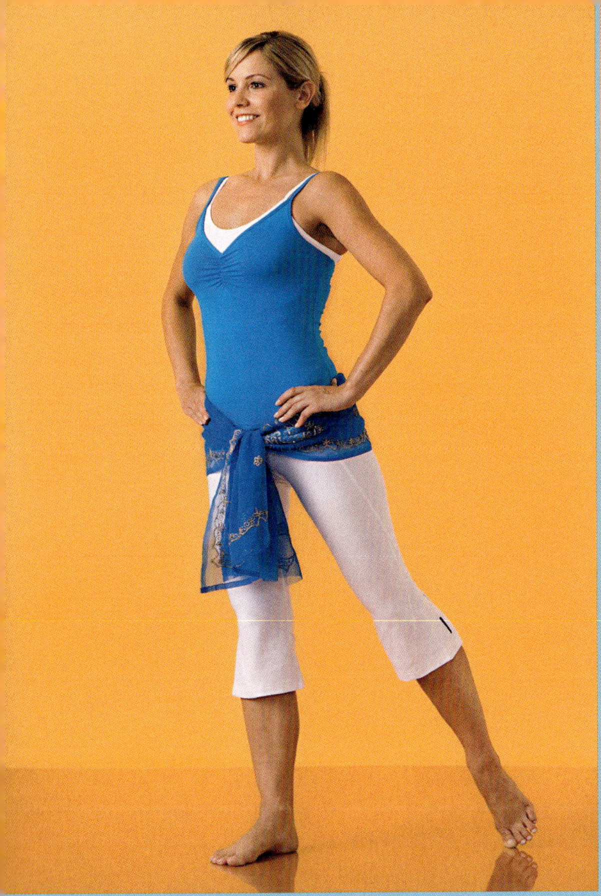

3 Schritt zurück zum Ausgangspunkt

☐ Tipp: Nach dem betonten Beugen kommt das Strecken; das ist ein hübsches, sehr angenehmes Wechselspiel.

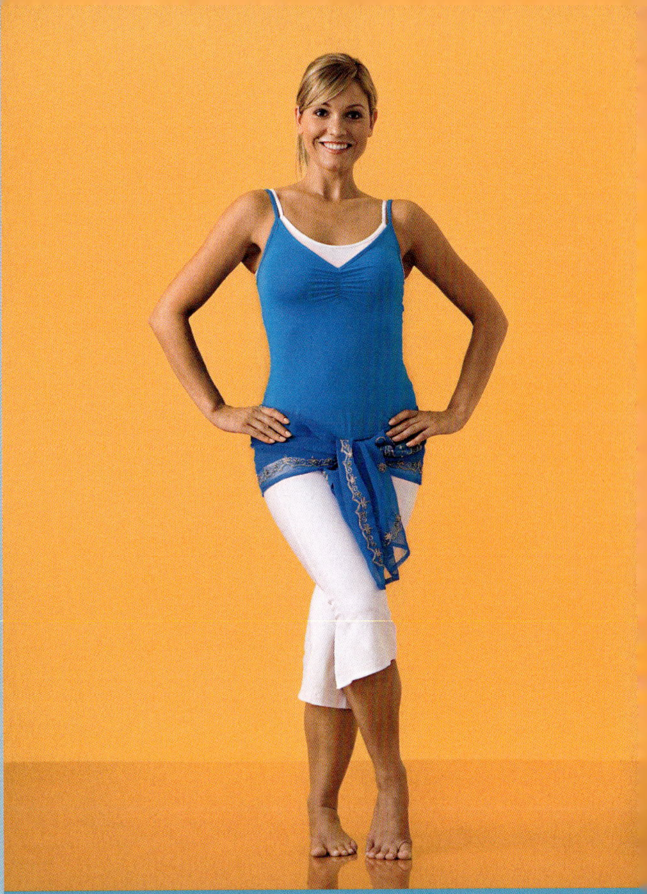

4 Schritt vorne überkreuzt

☐ Tipp: Mit Freundinnen können Sie in der gesamten Schrittfolge ein schönes choreografisches Muster bilden. Das Üben in der Gruppe macht so noch wesentlich mehr Spaß.

Step 3: Nun heben Sie den linken Fuß aus der Kreuzstellung. Der Oberschenkel bleibt, wie der ganze obere Körper, ruhig. Ermöglicht wird dies wieder durch eine Beuge aus dem Unterschenkel. Strecken Sie das Bein bewusst aus, setzen Sie den Fuß flach am Ausgangspunkt wieder auf.

Step 4: Nun setzen Sie den rechten Vorderfuß vor den linken Fuß. Sie beenden den Schritt wieder mit einer eleganten Kniebeuge.

Wiederholungen:

Üben Sie so lange, bis die Schrittfolge richtig im Fluss ist. Merken Sie sich einfach: Schritt nach vorne – Fuß kreuzt hinten, Schritt zurück – Fuß kreuzt vorne. Selbstverständlich gehen Sie den Weg im 45-Grad-Winkel auch auf die andere Seite.

Wirkung:

Diese Übung entwickelt Ihr Raumgefühl, sie bekämpft außerdem Schüchternheit und schult Ihre Anmut.

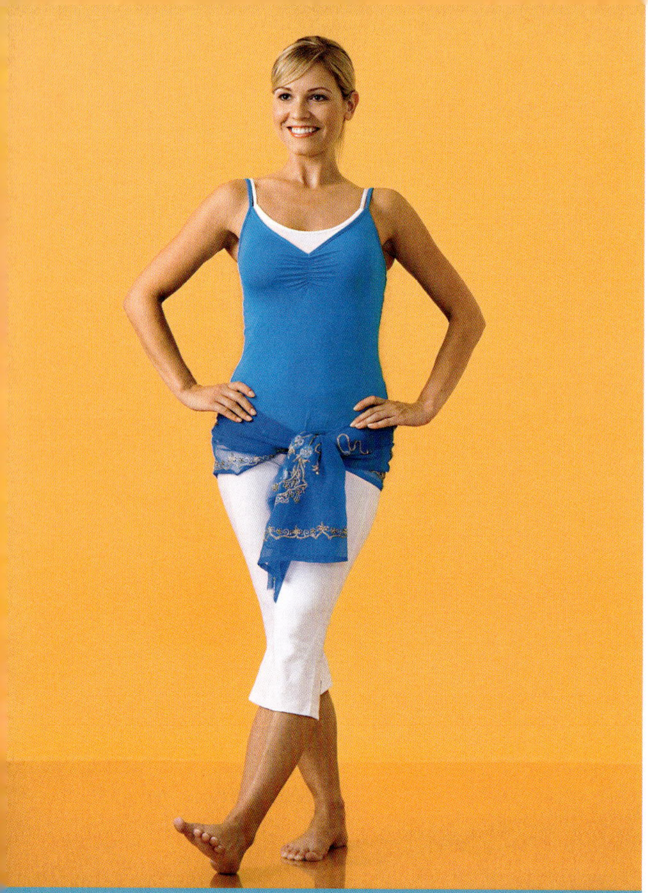

16 Zusammengefasst:

☐ Tipp: Dieser Schritt wird am Platz getanzt. Der Reiz liegt darin, dass die Fersen im Wechsel das Standbein vorne kreuzen. Erzwingen Sie nichts, und achten Sie anfangs wirklich genau auf den Bewegungsablauf.

☐ Wirkung: Dank der vielen einbeinigen Kniebeugen entwickelt sich schnell eine geschmeidige, sehr sexy aussehende Beinmuskulatur. Der Schwung mit durchgestrecktem Bein und geflextem Fuß streckt die Waden und trainiert die hinteren Beinmuskeln, ebenso die das Kniegelenk stützenden Muskeln.

16. Fersenkreuzschritt

Kraftvoll männlich und heiter

Die Fans von Bollywood-Filmen werden bei diesem Schritt das Bild von *Amitabh Bachchan* vor Augen haben, dem größten indischen Filmstar, der mittlerweile als reiferer Herr um die Sechzig diese Bewegung noch derart energiegeladen und voller Lebenslust ausführt, dass die Jüngeren sich ranhalten müssen.

1. Sie gehen in »Grundstellung A« und beugen die Knie ein wenig tiefer als bei den vorangegangenen Übungen, bis es in den Waden angenehm zieht. Dadurch sind die Füße bereits geflext. Heben Sie den linken Fuß an, strecken Sie das Bein durch und setzen Sie die Ferse gekreuzt vor dem Standbein auf.

2. Gehen Sie dann zurück zur »Grundstellung A« und richten Sie die Beine wieder auf; dabei stehen Sie jedoch nicht ruckartig stramm, Sie strecken die Beine auch nicht ganz durch. Nun ist die rechte Ferse dran. Beugen Sie jetzt und im weiteren Verlauf der Bewegungen das Standbein immer gleichzeitig, wenn die Ferse nach vorne schwingt.

Wiederholungen:

Sie machen diese Übung so lange Sie wollen, im Wechsel mal links, mal rechts. Mit zunehmend ausgelassener Stimmung werden Sie fast automatisch beim Zurücksetzen des Tanzbeins auf den Vorderfuß des Standbeins schwingen; später kommen sogar ein paar kleine Hüpfer zustande.

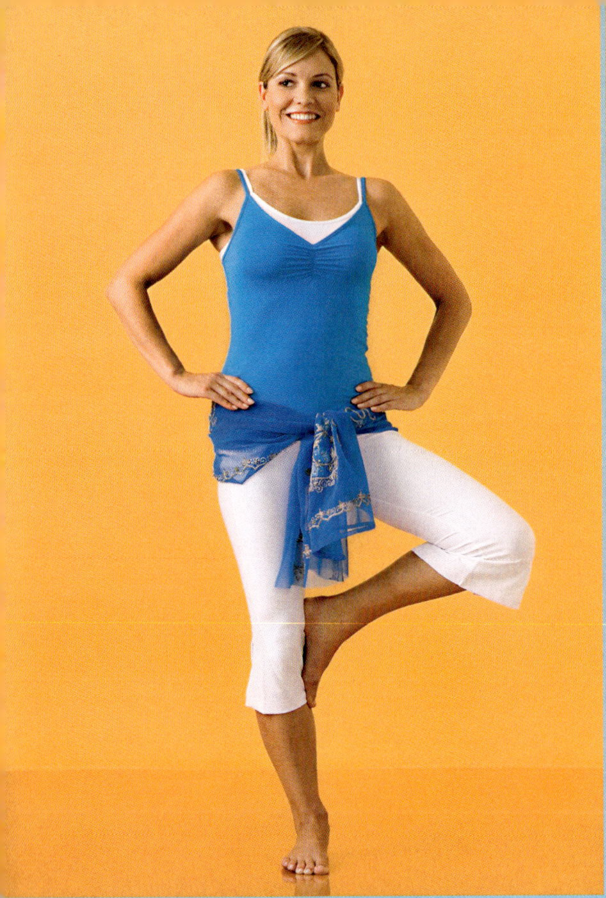

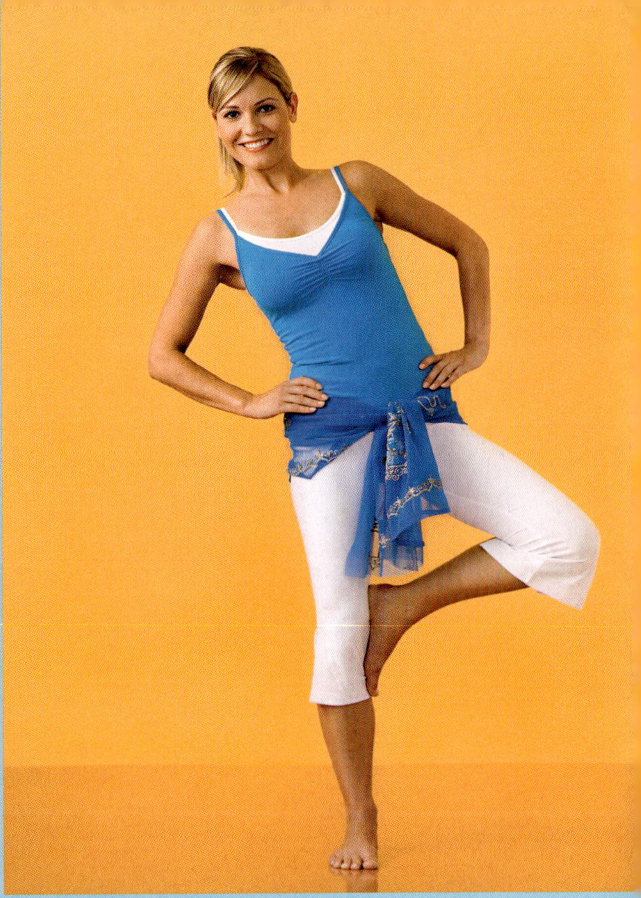

17 Zusammengefasst:

□ Tipp: Der Name rührt daher, weil Ober- und Unterarm sowie Ober- und Unterschenkel jeweils mit der Körperachse Dreiecke bilden. Sie dürfen während der Übung nicht schwanken.

□ Wirkung: Ekapada im Wechsel von einem Standbein auf das andere beansprucht besonders die Innenseiten der Schenkel, den Po und die Hüften. Die Rumpfneige verbessert die Koordinationsfähigkeit des gesamten Körpers.

17. Dreiecksschwung

Ekapada – vielseitig und kess

Die Dreiecks-Armhaltung ist eine ideale Position, wenn Sie *Cari* üben. Der Oberkörper erhält dadurch seine Spannung.

1. Sie gehen in »Grundstellung A« und stützen die Hände auf den Hüften auf; lassen Sie die Ellbogen dabei nicht nach hinten abschlaffen, sondern dehnen Sie diese so weit nach vorne, bis sie sich auf einer Linie mit den Körperseiten befinden. Ihre Oberarme werden so angenehm gestreckt.

2. Jetzt legen Sie einen Fuß in seitlicher Kniehöhe flach ans Standbein und setzen ihn gleich danach wieder auf den Boden; Sie wechseln erst langsam, dann immer schneller von einer Seite zur anderen. Schwanken Sie dabei nicht! Üben Sie so lange, bis Sie die Körperachse mühelos ruhig halten können

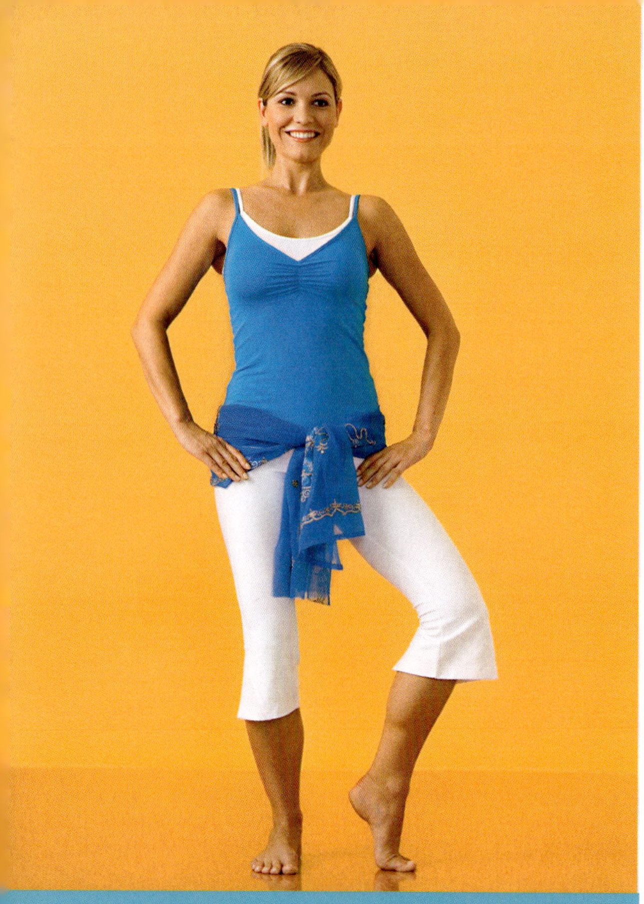

18 Zusammengefasst:

☐ Tipp: Wenn Ihnen der 90-Grad-Winkel zu schwierig ist, können Sie ihn auch verkleinern. Die Bewegung gelingt besser und sieht noch schöner aus, wenn Sie beim Auftippen des Vorderfußes gleichzeitig die Hüfte senken.

☐ Wirkung: Ihre Sehnen und Bänder im Becken- und Hüftbereich werden elastisch. Wählen Sie für diese Übung einen langsamen Rhythmus, der Ihre Seele beruhigt und Sie innerlich ins Gleichgewicht bringt.

18. Rechtwinklige Beinstellung

Prenkana – langsam und im Wechsel

Schon in der Ruhestellung ist Prenkana eine hübsche Pose, sodass sie häufig an den Schluss eines Bewegungsablaufs gesetzt wird. In langsamem bis mittelschnellem Tempo, im Wechsel von der einen auf die andere Seite ausgeführt, lässt sie sich vielseitig mit verschiedenen Armbewegungen und -posen kombinieren.

1. In »Grundstellung A« tritt der linke Vorderfuß im 90-Grad-Winkel im Abstand von zwei *Tala* (siehe Seite 43) seitlich vom Standbein auf. Strecken Sie dabei die Ferse so hoch wie möglich, sodass Sie die Fußballen spüren. Es wäre optimal, wenn die aufgesetzten Zehen und der gestreckte Fuß ebenfalls einen rechten Winkel bilden würden. Aber auch weniger bringt schon einen guten Effekt.

2. Gehen Sie nun wieder zurück in »Grundstellung A« und wiederholen Sie den Schritt mit dem rechten Fuß.

Wiederholungen:

Führen Sie die Übung im ständigen Wechsel von einer Seite zur anderen durch. Ab Seite 54 finden Sie noch weitere Anregungen zu möglichen Armhaltungen. Die Dreiecks-Armhaltung beispielsweise (siehe Seite 49) sieht immer hübsch aus; ebenso die über der Hüfte des Standbeins flach aufeinandergelegten Hände wie beim Grundschritt (siehe Seite 45). Sie können den Rumpf auch seitlich neigen, ähnlich wie bei Ekapada (siehe Seite 49), diesmal jedoch zur Seite des ausgestellten Beins.

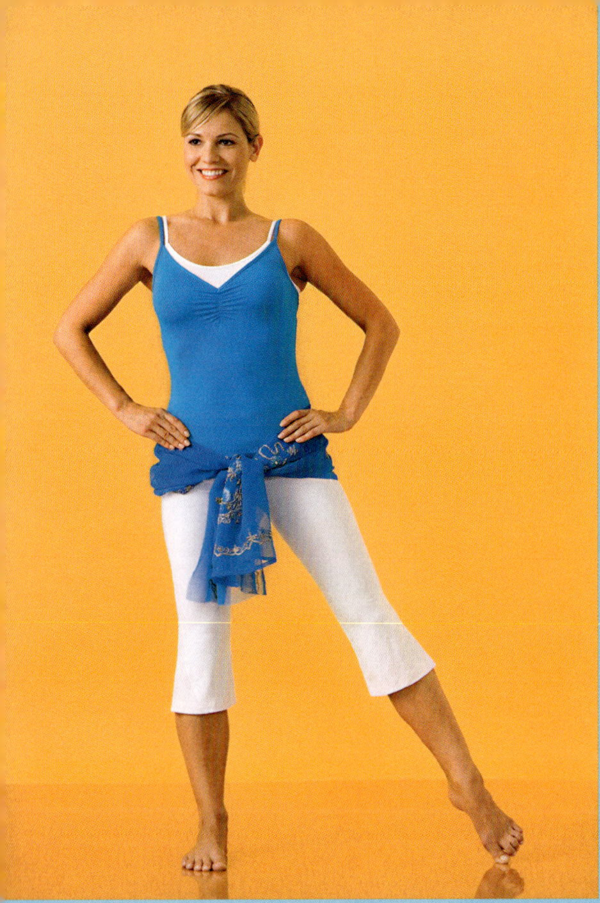

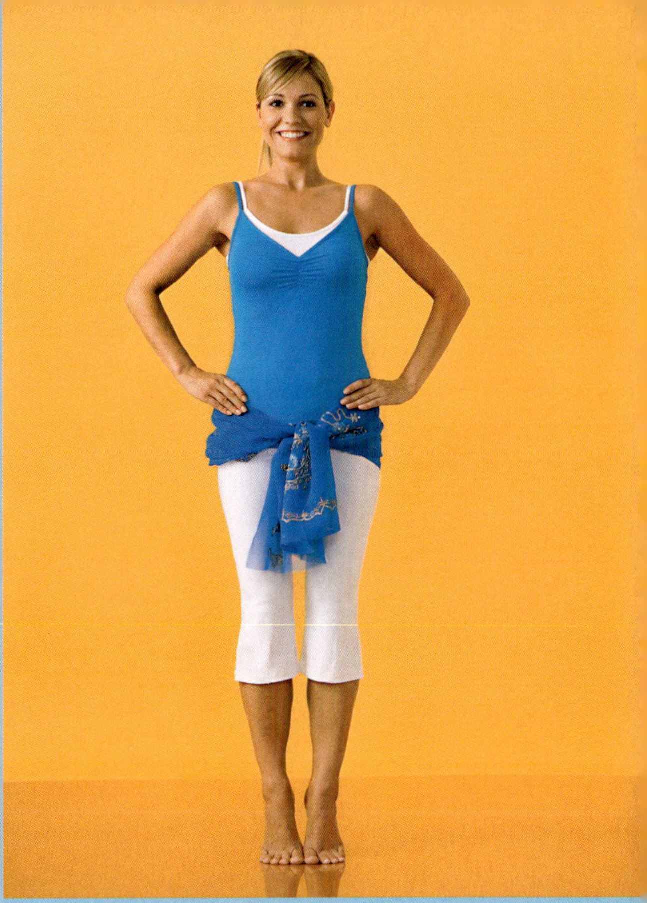

18 Zusammengefasst:

☐ Tipp: Falls Sie gerne joggen, können Sie diese Übung vorher als Aufwärmtraining nutzen, am besten fünf Minuten lang. Zu einem fetzigen Bhangra-Rhythmus ist dieser Schritt gut geeignet, um sich nach einem stressigen Tag abzureagieren.

☐ Wirkung: Durch das ständige Auf- und Niederwippen der Füße stellt der »Schwingende Ausfallschritt« ein ideales Herz-Kreislauf-Trainig dar, das tatsächlich effektiver als ein Lauftraining ist, weil die Beinmuskeln noch mehr beansprucht werden.

19. Schwingender Ausfallschritt

Aktivierend und energetisierend

Lesen Sie bitte die Beschreibung des Grundschritts (siehe Seite 45) noch einmal durch. Sie beginnen in »Grundstellung A«.

1. Schwingen Sie das linke Bein ein wenig weiter als beim Grundschritt, nämlich drei *Tala* nach links. Schließlich sind Sie im Becken und an den Oberschenkelinnenseiten schon recht elastisch.
2. Verlagern Sie nun das Gewicht nicht auf den linken Fuß, sondern tippen Sie nur mit den Zehenspitzen auf (siehe Foto links oben). Setzen sie dann den linken Fuß wieder zurück und schwingen Sie mit beiden Fersen gleichzeitig hoch. Die Füße stehen dabei nahe zusammen. Rollen Sie nun geschmeidig wieder auf die Fersen und beugen Sie beide Knie. Führen Sie den schwingenden Schritt genauso auf der anderen Seite durch, insgesamt fünf Minuten.

Bewegungen des Oberkörpers

Die indische Körpersprache ist geprägt vom emotionalen Ausdruck, von der Objekt- und Situationsdarstellung. Nahezu jeder Körperteil ist mit einbezogen. In indischen Tanzfilmen werden Gefühle ausgelebt. Der Filmheld erklärt der Auserwählten seine Liebe nicht durch einen simplen Kuss, sondern auf grazile tänzerische Art, mit zahlreichen raffinierten Anspielungen, die dem Zuschauer viel Raum für eigene Fantasien lassen.

Unzählige Ausdrucksmöglichkeiten von Kopf bis Fuß

Von den ausgeprägten Hand- und Fingergesten, den *Hasta Mudras* (siehe Seite 62), haben Sie bestimmt schon einmal gehört. Faszinieren wird Sie auch, dass es allein 36 Arten von Blicken gibt, kombiniert mit insgesamt sieben Möglichkeiten, die Augenbrauen zu bewegen. Indische Tänzer/innen besitzen tatsächlich bis ins hohe Alter hinein straffe Gesichtskonturen, keine Krähenfüße, kein Doppelkinn – und das alles ohne Schönheitschirurgie.
Unter- und Oberlippe, Nase, Kinn und Wangen bieten weitere zahlreiche Ausdrucksmöglichkeiten, auch der Kopf (13 verschiedene Bewegungen), der Nacken und die Brust. Dieses Buch würde allerdings nicht ausreichen, um Übungen für all die Körperglieder vorzustellen, die als »kleine Körperglieder« von den »großen Körpergliedern« genau unterschieden werden. Sich seelisch zu öffnen durch einfallsreiche Arm- und Handgesten, ja sogar den Kopf zu drehen, fällt dem Europäer schon schwer genug. Die hier beschriebenen Bewegungen allerdings werden Sie bald lieben, denn sie tun Ihrem Körper einfach gut.

Bollywood-Gesichtsmimik

Oft genügt schon ein kleines Lächeln, um verkrampfte Gesichtszüge zu entspannen. Trauen Sie sich ruhig noch etwas mehr, werfen Sie Ihre Unnahbarkeit über Bord: Heben und senken Sie forsch Ihre Augenbrauen, werfen Sie fordernde Blicke mit weit geöffneten Augen in alle Richtungen, ohne dabei den Kopf mitzunehmen, und schauen Sie kokett drein, während Ihre Hände mit *Mudras* Ihre Körpersprache intensivieren.

Die Bewegungen des Oberkörpers auf Cari abstimmen

Armhaltungen und -bewegungen sind überwiegend von den Händen abhängig. Beim Bollywood-Dance gibt es keine Armbewegung ohne Handgeste. Die wichtigste ist *Pataka*, die »Fahne« (siehe Seite 62). Die Hände steuern die Bewegungen. So kommen Sie erst gar nicht in Versuchung, den Bewegungsimpuls verkrampft aus der Schulter zu holen. Wenn Sie dies wissen und umsetzen, werden die Armbewegungen nicht mehr als anstrengend und schwierig empfunden.

Bei allen Grundübungen stellt sich schnell das »Bollywood-Feeling« ein. Bereits bei den Beinübungen haben Sie nebenbei Armposen in der Ruhestellung gelernt.

Grundsätzlich gilt: Gesellen sich zu den *Cari* weitere Bewegungen wie etwa die Rumpfneige, eine Kopfdrehung oder Handgesten, verbleiben Sie in einer Beinpose und fügen die neuen Elemente hinzu. Fortgeschrittenen gelingt das so schnell, dass man meint, alle Bewegungen liefen gleichzeitig ab. Die große Ausdruckskraft rührt daher, dass die eigene Konzentration wie auch die Aufmerksamkeit des Zuschauers mal mehr auf den Oberkörper, mal mehr auf den Unterkörper gerichtet sind, was durch deutliche Pausen auch gut gelingt. Schon ein/e Anfänger/in lernt das ziemlich rasch.

Bollywood Basic

Rasa – tänzerischer Ausdruck von Gefühlszuständen

Dass viele vom Bollywood-Dance so hingerissen sind, liegt auch daran, dass die Tänzer und Tänzerinnen den Zuschauer die neun Rasas miterleben lassen: Liebe, Heiterkeit, Mitgefühl, Zorn, Kühnheit, Furcht, Ekel, Entzücken und Friedfertigkeit. Im altindischen Tanztheater wurde sehr großer Wert darauf gelegt, Gefühlszustände im Zuschauer intensiv hervorzurufen. Das ist bis heute sehr wichtig.
Die tänzerischen Ausdrucksmittel heißen Bhava. Hervorragende Tänzer können sich durch ihre Körpersprache in Gefühlshaltungen derart hineinsteigern, dass (ungeplant) echte Emotionen ausbrechen.

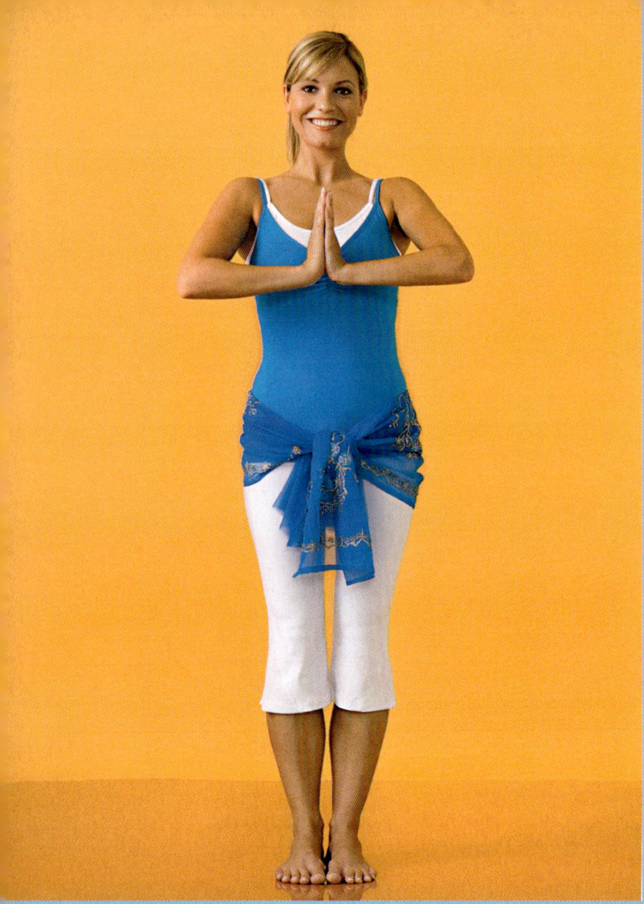

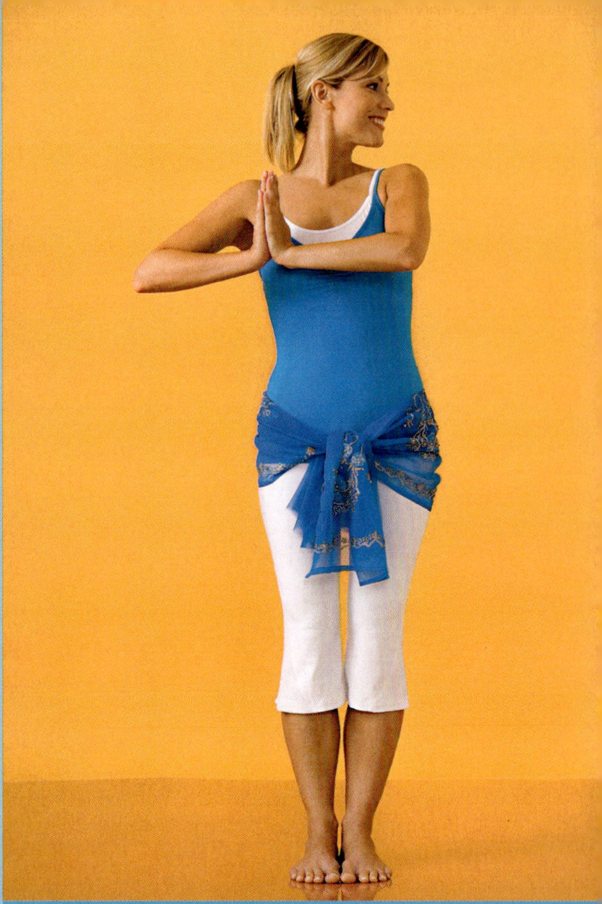

1 Die Handflächen aneinanderpressen

☐ Tipp: Führen Sie Anjali nicht wie ein kleines, bittendes Mädchen aus, sondern bringen Sie Ihre Freude zum Ausdruck, einen lieben Menschen begrüßen zu können.

2 Die Hände nach rechts schieben …

☐ Tipp: Vor dem Gesicht ausgeführt, ist die Geste Respektspersonen vorbehalten, über dem Kopf nur den Göttern. So hat alles seine Ordnung.

20. Begrüßungsgeste Anjali

Freudig und liebevoll

Track 6

Step 1: In der »Grundstellung A« pressen Sie die Handflächen vor der Brust aneinander, die beiden Unterarme bilden dabei eine waagrechte Linie; entspannen Sie die Schultern.

Step 2: Schieben Sie nun die Hände nach rechts und drehen Sie den Kopf nach links, sodass man exakt Ihr Seitenprofil sieht. Läge jetzt ein Buch auf Ihrem Kopf, dürfte es nicht herunterrutschen.

Step 3: Bewegen Sie den Kopf nach rechts, dann nach links, ohne irgendetwas an der Armstellung zu verändern; gehen Sie danach wieder in die Ausgangsstellung zurück.

Wiederholungen:

Führen Sie den gesamten Bewegungsablauf auch zur anderen Seite aus; schwingen Sie

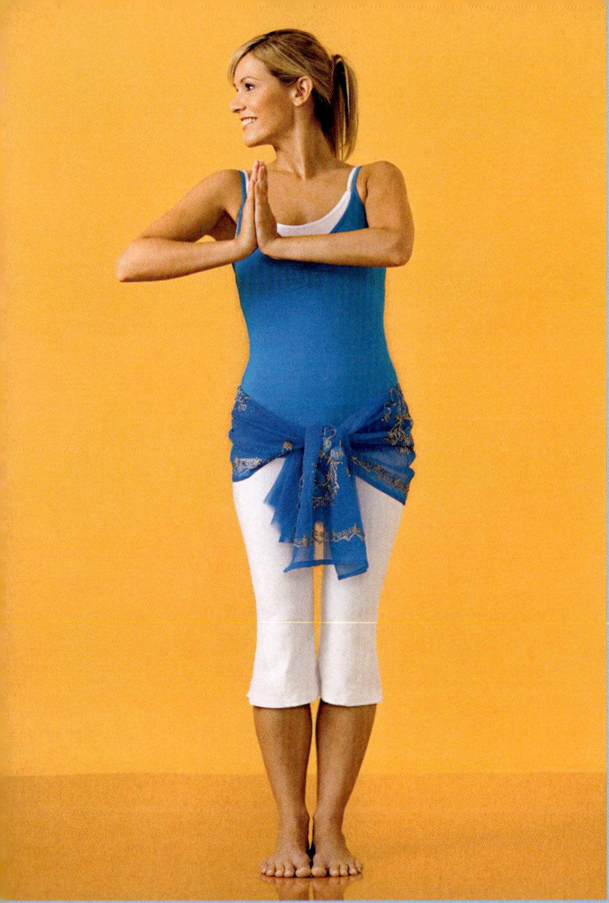

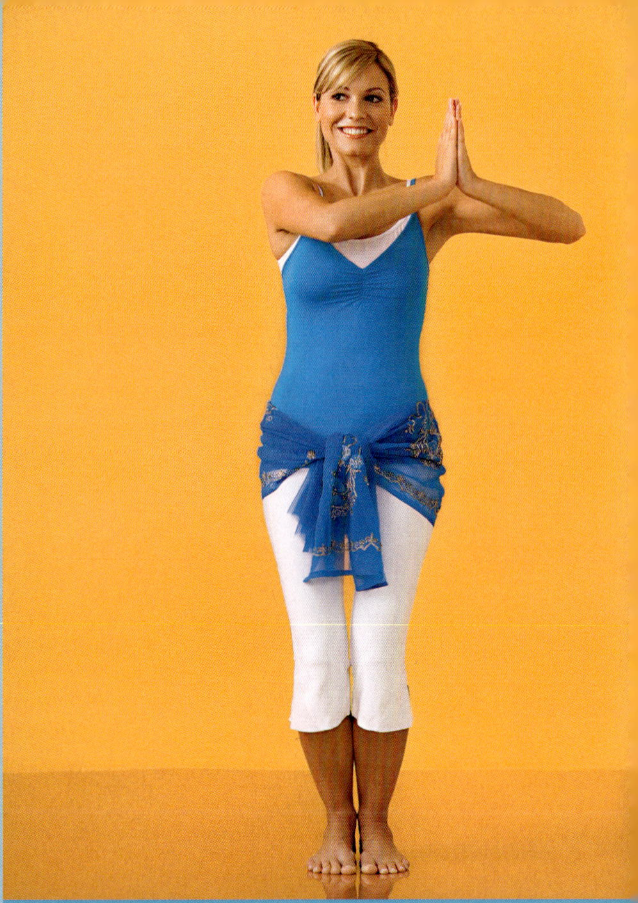

3 ... und den Kopf wieder drehen

□ Tipp: Diese indische Begrüßungsgeste ist vielen ein Begriff – sogar schon so sehr, dass sie weltweit fast ein Klischee geworden ist.

4 Anjali-Variante

□ Tipp: Passende Cari zu Anjali sind beispielsweise der Grundschritt (siehe Seite 45), Ekapada (siehe Seite 49) und auch Prenkana (siehe Seite 50).

ruhig in den Beinen mit; wenn Ihr Nacken immer lockerer wird, führen Sie die Kopfbewegungen ein wenig schneller aus, so als wollten Sie sich fröhlich nach allen Seiten rasch umsehen.

Wirkung:

Stärkt die Halsmuskeln, entspannt den Nacken, richtet den Oberkörper auf und kräftigt den großen Brustmuskel; schult die Koordination und damit auch die geistige Konzentrationsfähigkeit.

Variante:

Dass allein schon die eben aufgezeigten Möglichkeiten mit der Begrüßungsgeste vielerlei Variationsmöglichkeiten zulassen, ahnen Sie vielleicht. Sie dürfen mit den Anjali-Händen auch Ihren Kopf umkreisen. Dann könnten Sie mit der Geste seitlich innehalten und an die ersten drei Bewegungen (Step 1 bis Step 3) anknüpfen.

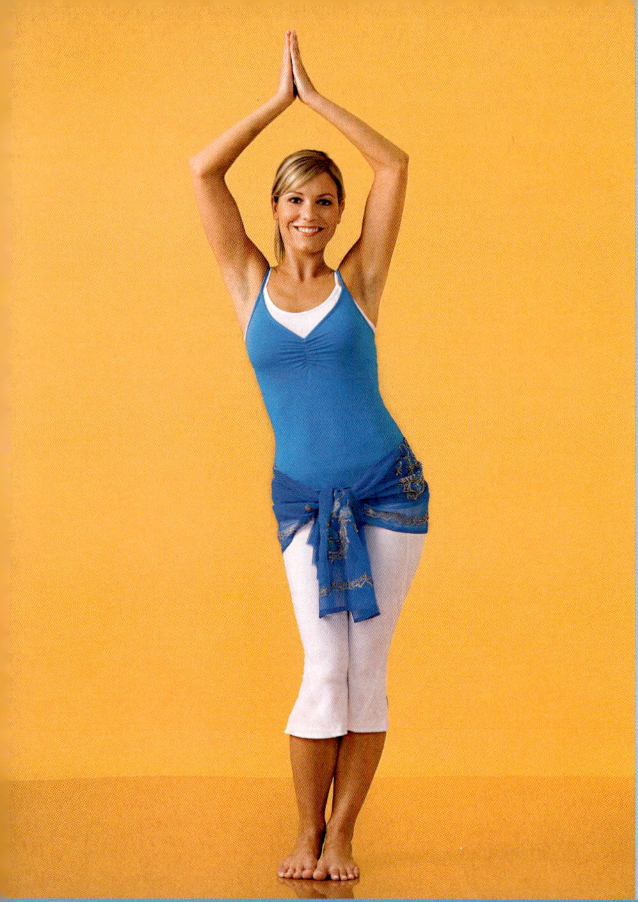

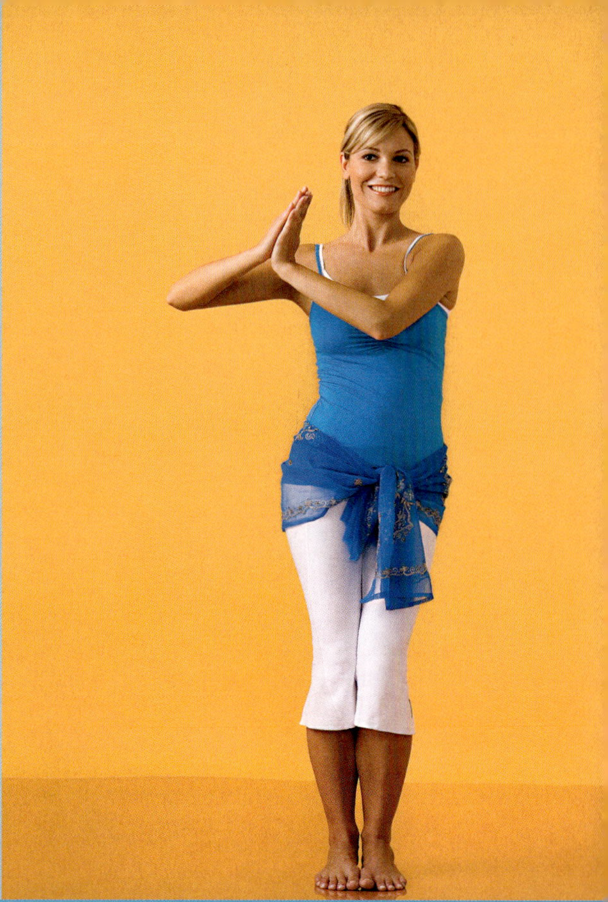

21 Zusammengefasst:

☐ Tipp: »Denken« Sie mit den Fingerspitzen, die in der Luft eine Schlange nachzeichnen. Die Hüften schlängeln meist von selbst mit. Durch verschiedene Tiefen der Kniebeugen erhöhen Sie die fließende Wirkung. Ihre Haltung muss gerade bleiben. An der Stelle, an der Sie nicht mehr tiefer kommen, heben Sie die Ferse leicht, dann geht es noch ein gutes Stück weiter.

☐ Wirkung: Sie spüren die Kraft in Ihren Beinen, die den Körper wie Säulen zuverlässig stützen und der Schlängelbewegung eine klare Richtung geben.

21. Fließende Tempeltanzgeste

Beeindruckend und sinnlich

Track 7

Sie knüpfen bei dieser Übung an die *Anjali*-Variante (siehe Seite 55) an und kreisen mit den Händen mehrmals um den Kopf.

1. Ihre Füße stehen eng nebeneinander, Ihre Knie sind gebeugt. Beginnen Sie, indem Sie die aneinandergelegten Hände mit etwas Druck zuerst zur Seite biegen, und ziehen Sie dann die Fingerspitzen von einer Seite zur anderen. Kreisen Sie ein paar Mal in der *Anjali*-Geste um den Kopf; wechseln Sie zwischendurch die Richtung, bleiben Sie in der Pose über dem Kopf stehen.

2. In einer Schlängelbewegung, deren Zentrum die mittlere Körperachse ist, fließen die Hände dann bis auf Brusthöhe herunter und wieder nach oben. Dabei können die Schlangenlinien mal enger, mal weiter gezogen werden.

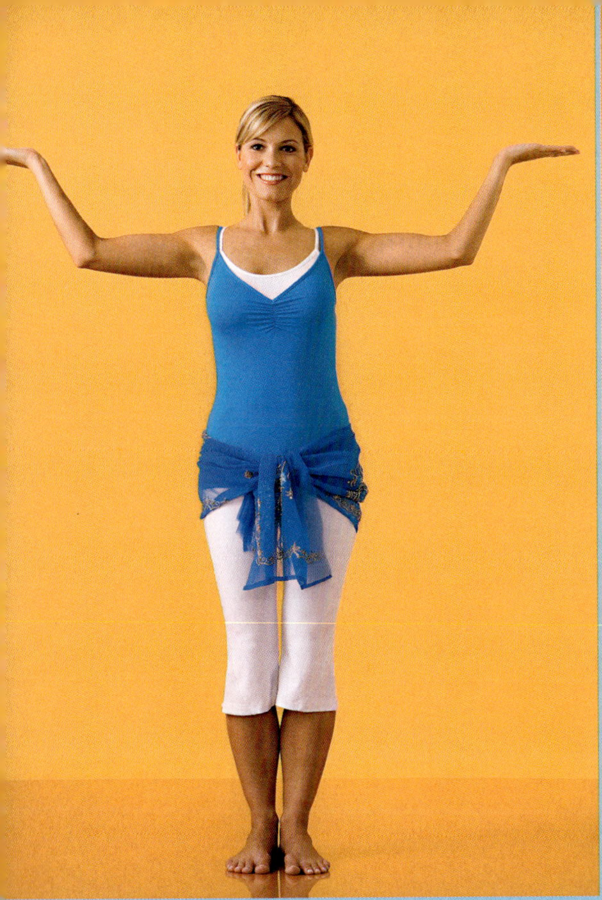

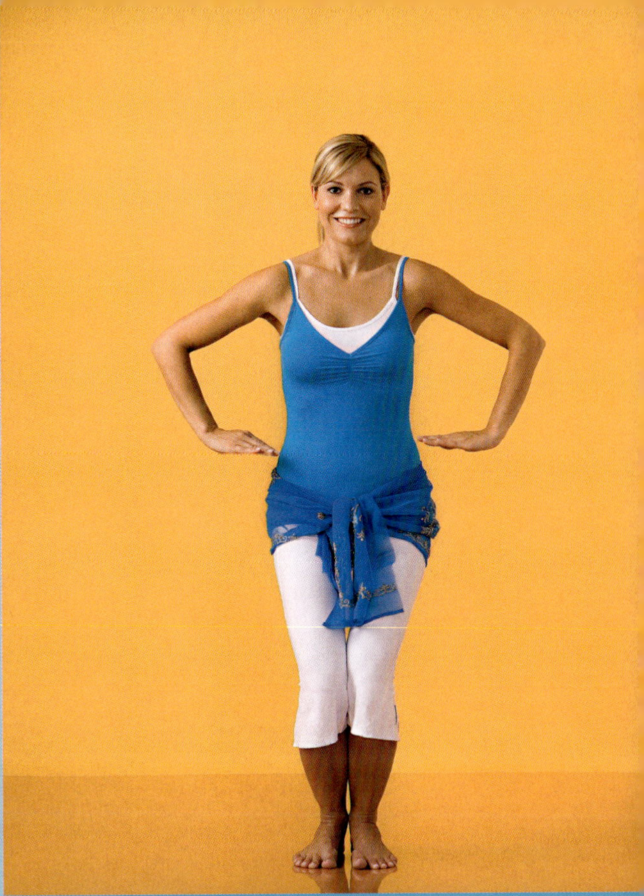

22 Zusammengefasst:

□ Tipp: Auf diesem Foto sehen Sie die offenen Pataka-Hände. Bei den folgenden Bewegungsmustern fällt das geometrische, meist rechtwinklige Verhältnis von Händen, Unter- und Oberarmen zueinander auf.

□ Wirkung: Die Übung macht die Schultern beweglich, da durch die Bewegung nach unten und oben ständig eine Rotation der Schultergelenke zustande kommt; sie entwickelt außerdem die Muskeln in den Achselhöhlen, die selten beansprucht werden, die Schultern aber erheblich stützen.

22. Himmel und Erde

Markant und ausdrucksstark

Sie können die Gesten auch abwandeln.

1. »Grundstellung A«, Arme und Hände hängen entspannt herab. Sie ziehen die Hände wie aus einem Wasserbad heraus und öffnen sie nach oben. Die Ellbogen weisen mit der Spitze exakt zur Erde. Die Pose »Himmel« lässt viele Assoziationen zu, z. B. das weibliche Prinzip.

2. Nehmen Sie beide Hände im Bogen herab, sodass die Handflächen zur Erde weisen. Bewegen Sie die Hände so, als würden Sie gleichzeitig mit zwei Springbällen spielen. Die Pose »Erde« steht für das männliche Prinzip. Im Wechsel mit der ersten Haltung ist sie sehr ausdrucksstark zu melodischen Passagen. Verweilen Sie länger in den Posen »Himmel« und »Erde«, während Sie die Hüften kräftig auf und ab bewegen oder nur mit den Knien nachfedern.

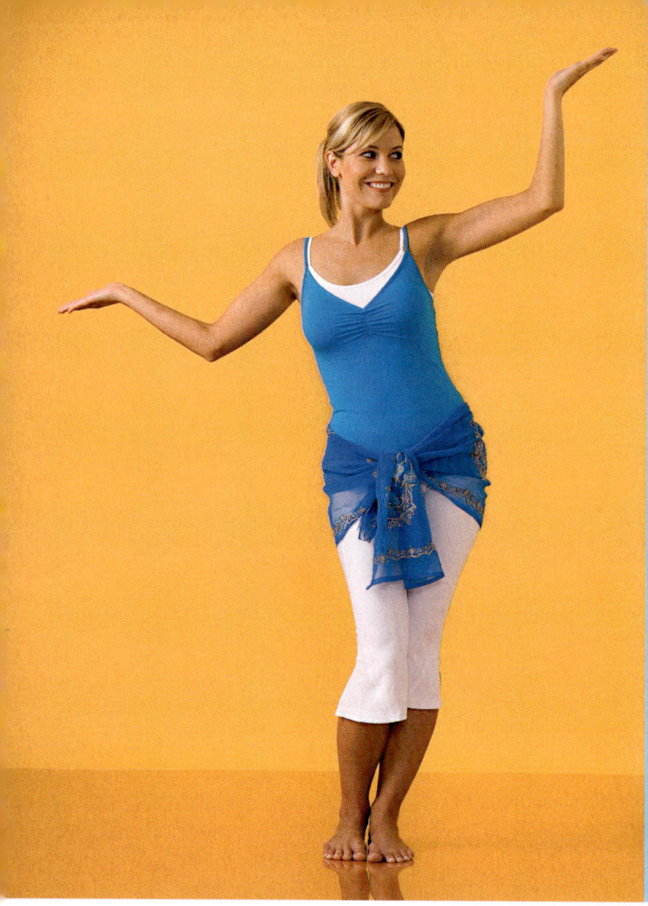

23 Zusammengefasst:

☐ Tipp: Wollen Sie die expressiven Armbewegungen nach einer Weile wieder beenden, so stützen Sie einfach Ihre Hände auf die Hüften und lassen einen Cari anschließen. Hier passt beispielsweise der »Diagonale Kreuzschritt vor und zurück« (siehe Seite 46) sehr gut.

☐ Wirkung: Die Übung schult den Gleichgewichtssinn und verbessert die Haltung; sie lockert außerdem die Rücken- und kräftigt die Rumpfmuskulatur.

23. Schaukelndes Tablett

Grazil und ausgleichend

Sehen Sie sich noch einmal die »Himmel-Pose« auf der vorhergehenden Seite an. Auch diese Übung beginnen Sie wieder in »Grundstellung A«, mit eng aneinander stehenden Füßen und ganz locker herabhängenden Armen.

1. Ihre Bewegung beginnt bei den Händen, die Sie wie aus einem Wasserbad herausziehen und mit einem Ausdruck des Gebens nach oben öffnen. Von Ellbogen zu Ellbogen verläuft eine waagrechte Linie; Ihr Unterarm bildet dazu einen 90- bis 110-Grad-Winkel, die Hände bilden zum Unterarm den gleichen Winkel. Ihre Arme liegen exakt in der seitlichen Körperachse, die Ellbogen weisen zur Erde.

2. Stellen Sie sich nun vor, dass Sie auf beiden Seiten schwer beladene Tabletts tragen, die herunterzufallen drohen. Erfolgreich gleichen Sie jedoch das Schwanken durch eine geschickte Gegenbewegung der anderen Seite aus. Wie ein starker Balken sind Ihre beiden Oberarme durch die Schultern hindurch zu einer Einheit verbunden. Dieser Balken pendelt jetzt mehr oder weniger heftig hin und her, er bildet jeweils eine Diagonale durch den Oberkörper. Um den kräftigen Schwung von oben auszugleichen, gehen die Hüften ebenfalls im Wechsel auf und ab. Das ist die Bewegung, die im arabischen Tanz als »Hüftwippe« bezeichnet wird.

Wiederholungen:

Machen Sie diese Übung ruhig mehrmals hintereinander, so oft Sie Lust dazu haben.

24. Pfeil und Bogen

Präzise und voller Power

Track 8

Wieder geht der Hauptimpuls von den Händen aus. Präsentieren Sie sich von der Seite; so wirkt die Bewegung auf den Zuschauer besonders eindrucksvoll.

1. Stellen Sie die Füße eng zusammen, und gehen Sie so tief wie möglich in die Knie. Machen Sie kein Hohlkreuz. Schieben Sie eine angewinkelte *Pataka*-Hand in Brusthöhe nach vorn, so als wollten Sie mit einer entschiedenen Geste eine Tür schließen. Gehen Sie mit der Hand ohne Umwege wieder zurück zur Schulter. Üben Sie dies ein paar Mal mit jeder Hand.

2. Und jetzt geht's richtig los: Die rechte Hand schiebt nach vorne, die linke verbleibt an der Schulter. Gleichzeitig zieht der linke Oberarm kräftig nach hinten. Stellen Sie sich dabei vor, mit dem Ellbogen einen von hinten heranschleichenden Feind kräftig wegzuschubsen. So sackt Ihr Oberarm nicht ab. Dann nehmen Sie die rechte Hand zurück und die linke geht vor, als ob Sie einen Bogen spannen würden. Während dieser Bewegung wippen Sie mit den Knien auf und nieder. Immer wenn die Hände in der Mitte aneinander vorbeikommen, gehen Sie sanft in die Kniebeuge, und wenn sich die Arme in der Endposition befinden, sind auch die Knie wieder in »Grundstellung A«.

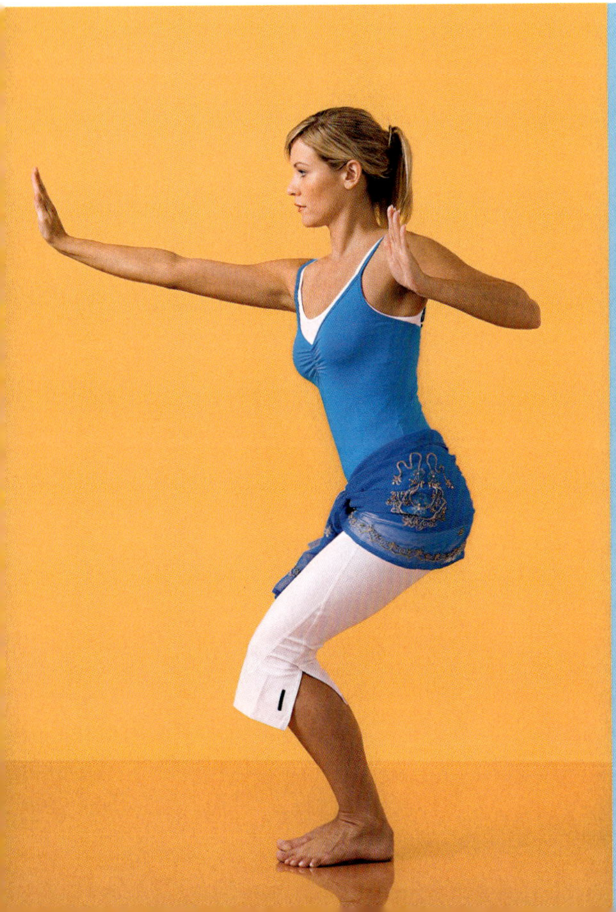

24 Zusammengefasst:

☐ Tipp: Diese Bewegung ist den Kampf- und Jagdposen, vor allem denen der Bogenschützen, entlehnt. Kraft und Schnelligkeit sind geblieben, der Ablauf aber ist wesentlich unkomplizierter als in altindischen Tänzen; eine gelungene, moderne Weiterentwicklung, die sich sogar in anderen Bewegungstrends etabliert hat.

☐ Wirkung: Die Übung eignet sich auch sehr gut als Aufwärmgymnastik; sie lockert die gesamte Wirbelsäule, kräftigt die Schultern sowie die Arme und schult die Koordinationsfähigkeit.

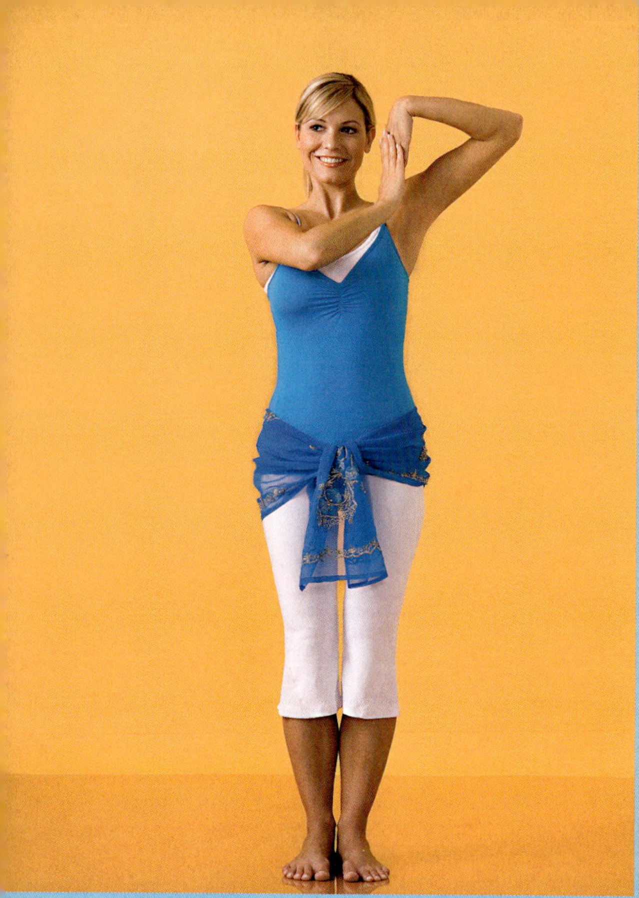

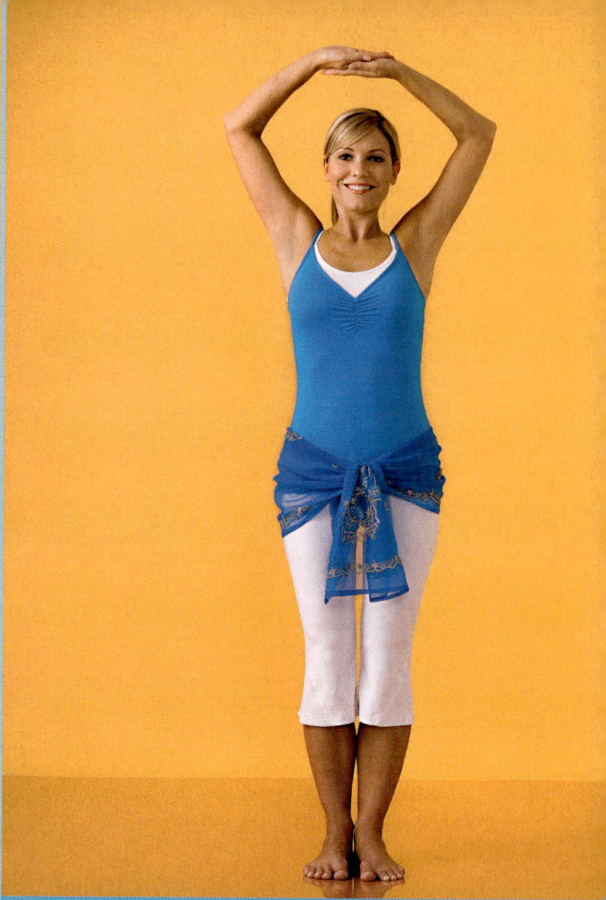

1 Die Hände in Pataka legen

☐ Tipp: Strecken Sie die Hände zuerst bewusst in Pataka (siehe Seite 62) aus. Nur so bekommen sie die Grundspannung, die sie während der gesamten Übung brauchen.

2 Die Hände im Kreis fließen lassen

☐ Tipp: Wenn Sie mit der unteren Hand ein wenig auf die obere drücken, erhalten Sie erneut den Impuls für die Abwärtsbewegung.

25. Bilderrahmen

Romantisch und verträumt

Step 1: In »Grundstellung A« stellen Sie die Füße eng zusammen und schieben das Becken leicht vor. Sie legen die rechte Handfläche auf den linken Handrücken in *Pataka* und halten Ihre Hände so links neben Ihr Gesicht.

Step 2: Nun fließen die Hände – von Ihnen aus betrachtet – gegen den Uhrzeigersinn mehrmals um den Kopf: zuerst hinunter zur Brust, dann auf die rechte Seite, und kurz bevor Sie oben sind, klappen die Hände um, sodass die Handflächen himmelwärts gerichtet sind. Die Handrücken sind immer dem Gesicht zugewandt. Abwärts geht es genauso. Drücken Sie ein wenig mit der unteren Hand auf die obere, ist der Impuls für die Abwärtsbewegung wieder da. Achten Sie darauf, dass die Arme das Gesicht nicht verdecken, während sich die Hände seitlich befinden.

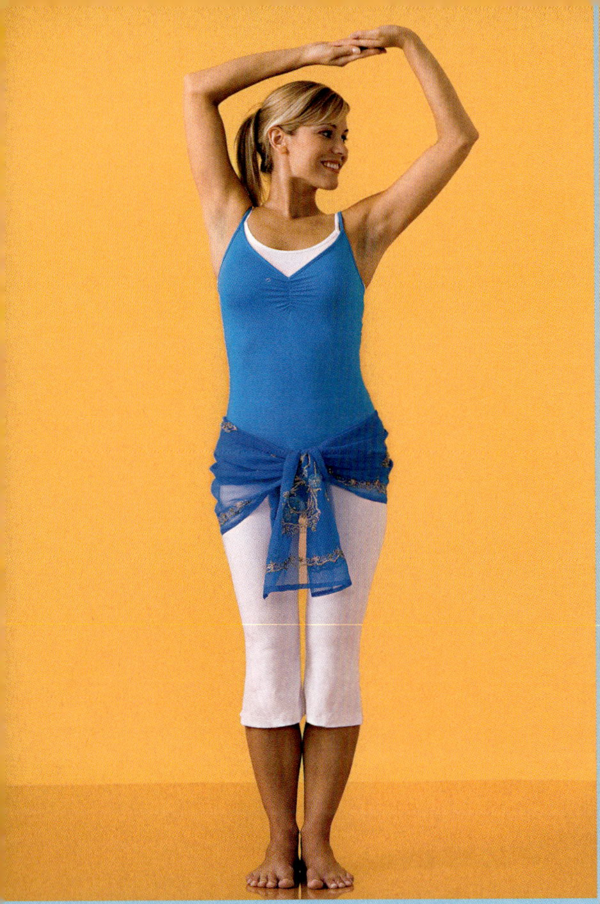

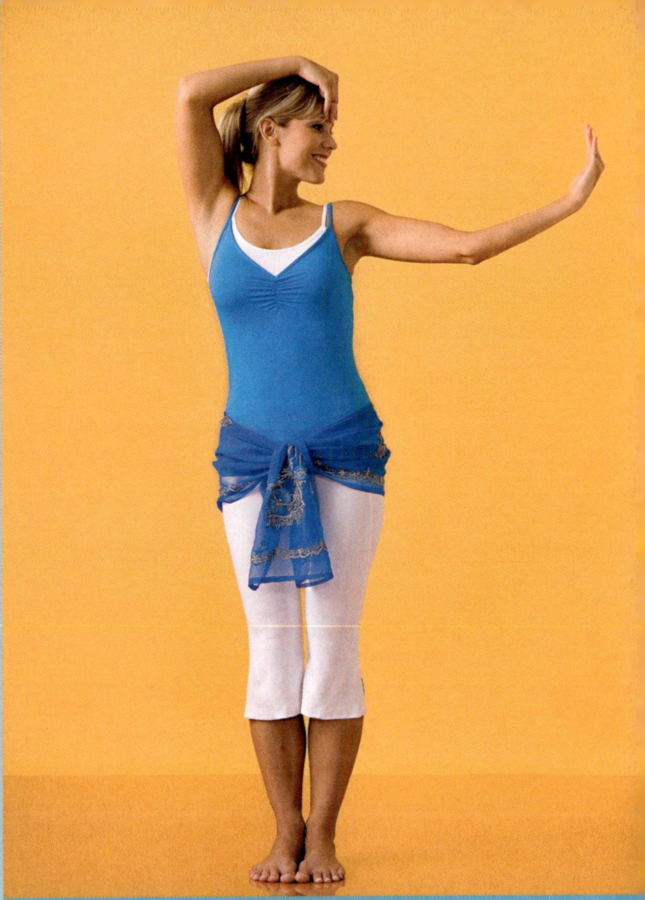

3 Den Kopf präzise drehen

□ Tipp: Nur Geübte können den Kopf drehen, während der Ellbogen zur Seite zieht. Eine exakte Kopfdrehung ist besonders wichtig, die Arme dürfen nicht nach vorne fallen.

4 In einen Spiegel blicken

□ Tipp: Nun verwandelt sich der »Bilderrahmen« in einen »Spiegel«. Die Arme bleiben während dieses fließenden Wechsels weit geöffnet und sacken nicht ab.

Step 3: Sie bleiben in der Position oben stehen, wenden den Kopf langsam zur linken Seite und ziehen den linken Ellbogen ebenfalls nach links, sodass Sie Ihre Armbeuge betrachten können. Verharren Sie einen Augenblick so, und gehen Sie langsam mit Armen und Kopf wieder zurück. Führen Sie diese Bewegung auch zur anderen Seite aus.

Step 4: Dann machen Sie dasselbe zur linken Seite, blicken in die linke Armbeuge. Nun lösen sich die Hände voneinander; die linke Hand dreht sich so, dass Sie in Ihre Handfläche wie in einen Spiegel blicken. Die andere Hand formt sich zu *Tripataka* (siehe Seite 63) und legt dabei Zeigefinger und Mittelfinger auf die Stirnmitte (»Sich-Schön-Machen«). Die *Tripataka*-Hand zieht nach einer Weile einen Bogen zur anderen Seite und wird zum Spiegel, während die linke Hand die *Tripataka*-Haltung einnimmt und zur Stirn wandert. Wiederholen Sie alles.

Special: Hasta Mudras

Elegante Handgesten mit starker Wirkung

Manchmal in Ruheposition, manchmal in Bewegung, drücken Mudras nach uralter Tradition konkrete Begriffe ebenso wie (Gefühls-)Zustände und Symbole aus, deren Bedeutung für die Zuschauer oft geheimnisvoll scheint. Schön sind diese ein- und zweihändigen Gesten allemal, und die positive Wirkung der diffizilen Bewegungen ist bewiesen: Auch in der Hand enden Körpermeridiane (Leitbahnen), die Herz und Kreislauf stimulieren und somit für einen geradezu verblüffenden Energieschub sorgen.

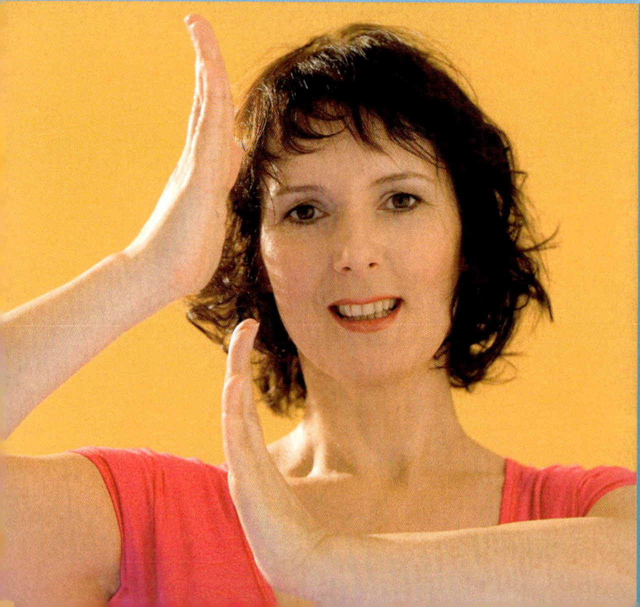

Fahne

Pataka

»Große Freude«, »Entschlossenheit« und »Verlangen« beispielsweise stellt diese vielseitige Geste dar, die insbesondere von den jeweiligen Armpositionen und -bewegungen abhängt. Sie symbolisiert außerdem »Feuer«, »Regen«, »Wind« und »Wellen«.

So geht's: Die Finger sind ausgestreckt und geschlossen, die Daumen angelegt.

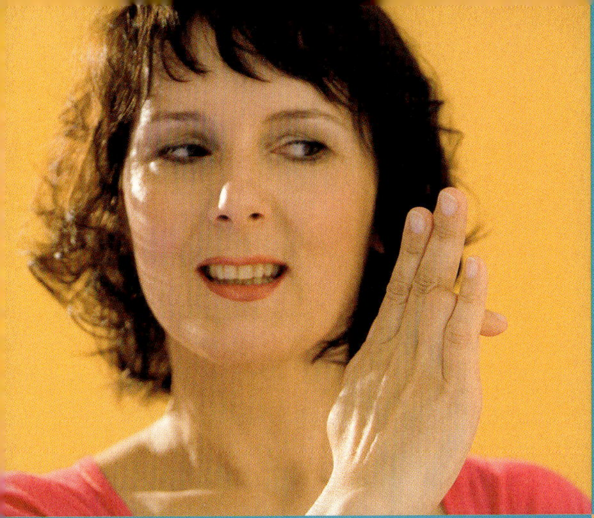

Dreierfahne

Tripataka

Die Symbolik dieser Geste birgt ebenfalls weitreichende Assoziationen, etwa das »Abschiednehmen« oder das »Fließen eines Stroms«. Mit dem »Wegwischen von Tränen« werden tiefe Gefühle angesprochen.

So geht's: Die Pataka-Hand biegt zwei Glieder des Ringfingers nach innen.

Schwanengesicht

Hamsasya

Diese einhändige Geste symbolisiert »Zartheit«, »Feinheit«, »Sanftheit« und auch »Wortlosigkeit«. Sie wird manchmal nur mit dem Zeigefinger auf dem Daumen ausgeführt und symbolisiert dann eine »nektarsuchende Biene« – was auch immer Sie damit im übertragenen Sinne verbinden.

So geht's: Zeige- und Mittelfinger bilden mit dem Daumen ein Dreieck. Deren Spitzen können rhythmisch leicht aufeinanderschlagen. Die beiden anderen Finger sind weggestreckt.

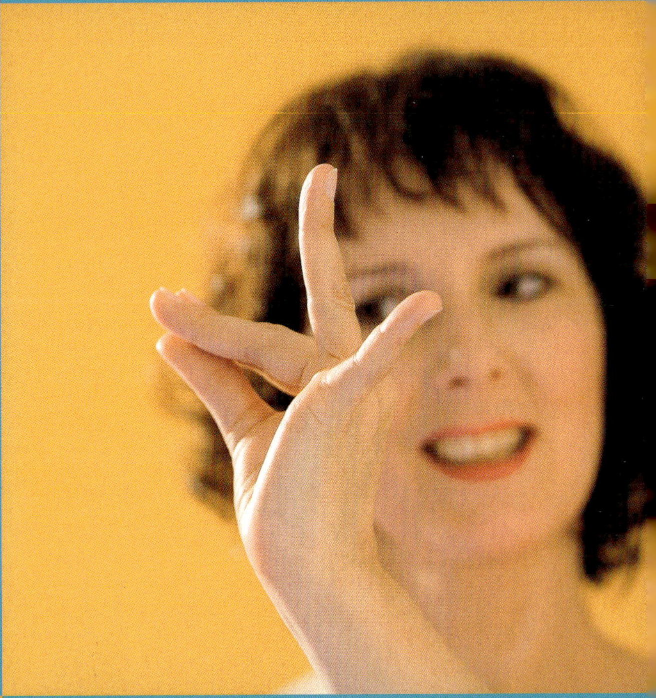

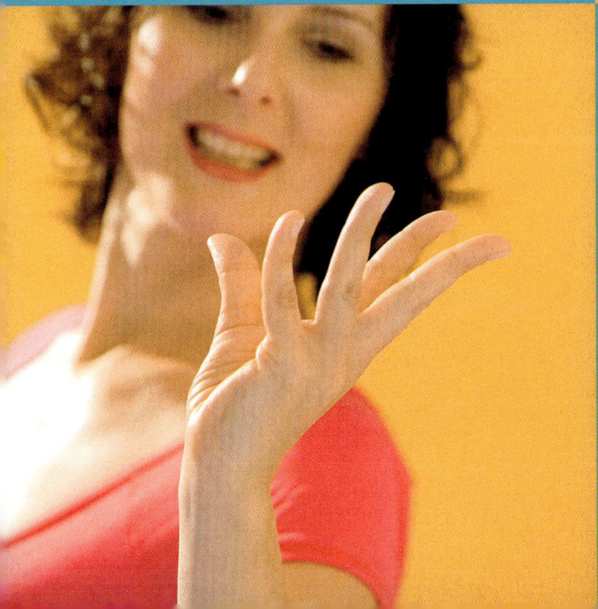

Lotosblüte

Padmakosha

Dieses Mudra gilt als erotische Geste; es drückt beispielsweise »Hingabe« aus.

So geht's: Der Daumen biegt sich nach außen, die Finger zeigen nach oben. Zum voll aufgeblühten Lotos wird die Geste, wenn der Zeigefinger sich weiter streckt und die anderen Finger automatisch nachfolgen. Die Hand dreht sich um sich selbst.

Glückskreuz

Hamsasya

Eine Hand in dieser Haltung heißt Arala, »Die Gebogene«, und bedeutet »Schönheit«, »Beständigkeit«, »Selbstbewusstsein«, »Segen« und vieles mehr. Sind beide Hände im Einsatz, gilt dies als den Frauen vorbehaltene Geste, z. B. wenn sich beide Hände am Handgelenk und einander umkreisen. Auch hier ist die Symbolik weit gefächert. Das Mudra steht für den »Lauf der Dinge«, »Erde«, »Ozean« und andere Begriffe von »Weite«.

So geht's: Zeigefinger und Daumen sind gekrümmt wie ein Bogen, die anderen drei Finger weisen gestreckt nach oben.

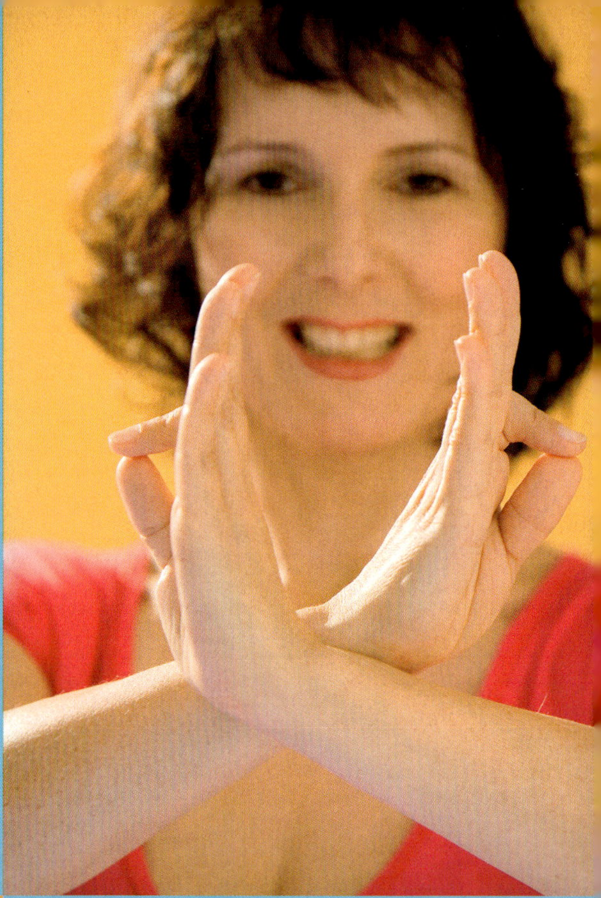

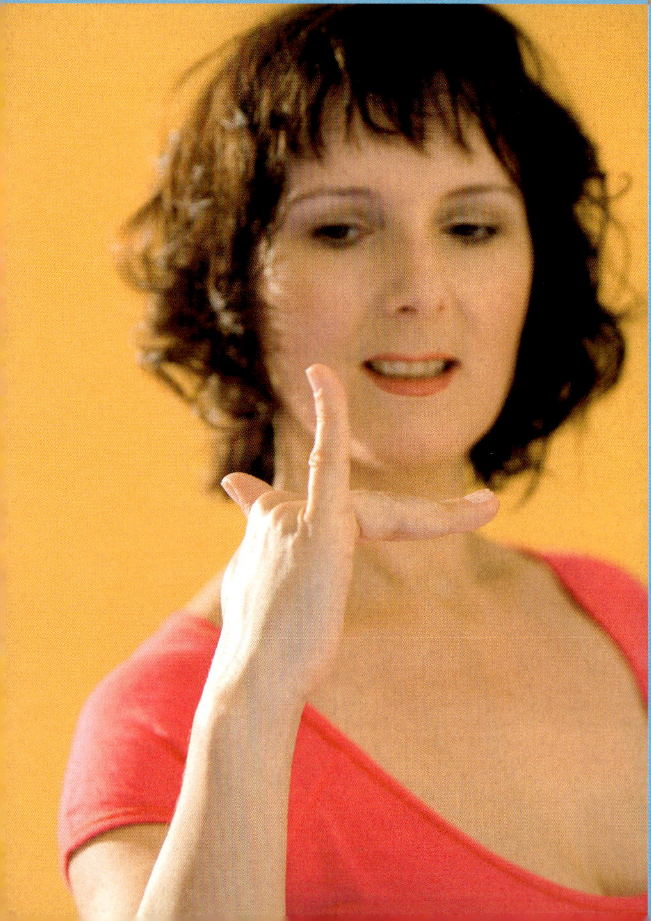

Gazellenhaupt

Mrgashirsa

Diese hübsche Geste, die in der Sprache des Flirts gut einzusetzen ist, bekräftigt das Hier und Jetzt. Sie symbolisiert »jugendliche Kraft« und »vorgetäuschten Ärger«.

So geht's: Alle Finger sind gestreckt und aneinandergelegt; sie biegen nun ab, sodass ein rechter Winkel zwischen Fingern und Mittelhand entsteht. Auch die Daumenspitze zeigt zunächst in diese Richtung. Jetzt werden Daumen und kleiner Finger aufgerichtet. In dieser Haltung können Sie z. B. wie zur Bekräftigung die Fingerspitzen in Richtung Erde tippen oder in einer Körper-Endpose einfach damit stehen bleiben.

Vogel

Garuda

Es ist klar, dass der Vogel für »Freiheit« steht, für das Element »Luft« und alle sich daraus ergebenden symbolischen Aspekte.

So geht's: Die Haltung der Hände ist wie bei Pataka, (siehe Seite 62), jedoch verbinden sich die beiden Hände mit den abgespreizten, überkreuzten Daumen. Die Handinnenflächen zeigen zum Gesicht. Mit Flatterbewegungen können Sie nun hinfliegen, wo Sie wollen.

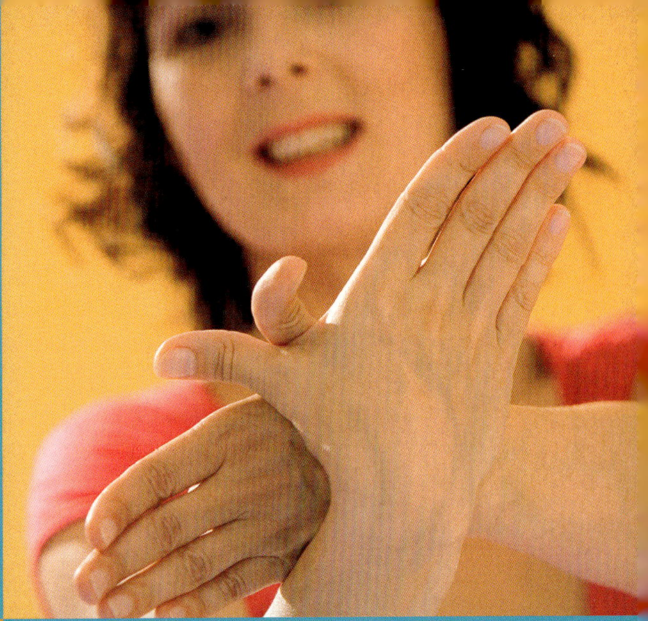

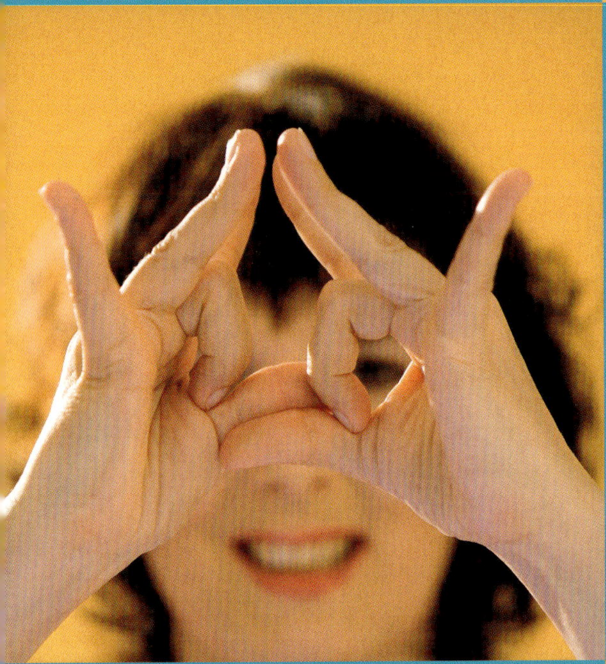

Dämonengesten

Muka

Die Inder glauben fest an die Existenz der Dämonen; daher gibt es verschiedene Mudras, welche die nicht immer wohlwollenden Blicke der Geister ausdrücken.

So geht's: Häufig wird das »Auge« mit Daumen und eingerolltem Zeigefinger gebildet, die restlichen Finger werden gestreckt ausgebreitet. Bei der etwas selteneren Form rollen Sie den Mittelfinger ein und legen das letzte Fingerglied auf den Daumen.

Schildkröte

Kurma

Sie spüren, wie Ihre Finger bis in die Spitzen durchblutet werden.

So geht's: Legen Sie mit geschlossenen und gestreckten Fingern die Innenfläche der einen Hand auf den Rücken der anderen, spreizen Sie die Daumen ab (Fisch). Strecken Sie die kleinen Finger weg.

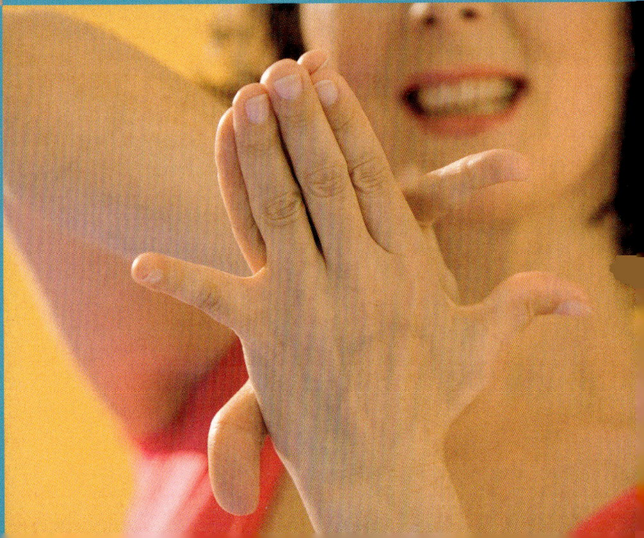

Eindrucksvoll: elegante Posen

Am Anfang, am Ende, aber auch in der Mitte einer Bewegungsabfolge *(Karana)* in einer sehr eindrucksvollen Körperstellung *(Sthanaḵa)* zu verharren, ist ein typisches Merkmal indischer Tänze. Das *Natyashastra* (siehe Seite 17) kennt allein 108 Posen, die, vollständig in Stein gehauen, am *Nataraja*-Tempel im südindischen *Chidambaram* aus dem 12. Jahrhundert erhalten sind. Sie zeigen eine einmalige Verbindung von Architektur und Tanz.

Schrittfolgen, Pirouetten und Arabesken sind dort zu bewundern, von denen manche freilich geradezu akrobatisch und nur nach jahrelanger Übung annähernd zu erreichen sind. Gerade weil die Bewegungsfolgen in den Skulpturen erstarren, erkennt man deren Essenz. Die himmlischen Nymphen erzählen in ihrer Körpersprache mythologische Geschichten. Nicht allein der Anblick ihrer steinernen Schönheit, sondern vor allem die Ästhetik der Posen verzaubert den Betrachter.

Zeitlose Posen im modernen Bollywood-Dance

Einige dieser 108 und noch andere unzählige typische Posen sind so zeitlos, dass sie auch im modernen Bollywood-Dance großen Anklang finden. *Karana* (wörtlich übersetzt »Vollbringen«, »Mittel«), also Körperhaltungen und die dazu passenden typischen Bewegungen, haben Sie bereits auf den vorhergehenden Seiten so ganz nebenbei kennengelernt: Den »Bilderrahmen« (siehe Seite 60) und das »Sich-Schön-Machen« (Step 4) beispielsweise sieht man häufig bei tragischen Begebenheiten, manchmal auch bei glücklichen Heldinnen in Erwartung des Geliebten, wie in dem bekannten Film »Devdasi«; auch die Begrüßungsgeste *Anjali* (siehe Seite 54) ist in ihren verschiedenen Formen weit über Indien hinaus ein Begriff.

Posen machen schön und stärken die Seele

Für viele ist es eine Offenbarung, gerade die Posen im indischen Tanz zu lernen. Neben der starken körperlichen und seelischen Wirkung kommt noch der ästhetische Effekt hinzu. Posen wirken nach innen und besitzen eine Aussage nach außen, sie machen einfach schön. Vor allem beeindrucken sie den Zuschauer. Durch *Cari* haben Sie sich schon gut vorbereitet. Es gibt natürlich auch Haltungen im Sitzen und Liegen, die reizvoll, im modernen Bollywood-Dance aber momentan etwas aus der Mode gekommen sind.

Sehr viel Kraft in den Beinen erforderlich

Hier werden Ihnen symbolisch nur drei Posen vorgestellt, da es nicht gerade leicht ist, sie einzuüben. Diese aber sind sehr wirkungsvoll und machen Ihnen bestimmt Spaß. Sie erfahren, wie Sie in die Posen gehen und welchen Bewegungsbaustein Sie gut folgen lassen können.

Die Posen schließen beinahe alles mit ein, was Sie an Muskelbeherrschung bisher gelernt haben.

Auf einem Bein zu stehen, wie das bei vielen *Karanas* der Fall ist, erfordert viel Muskelkraft. Zusätzlich stabilisieren die Beckenbodenmuskeln Ihre Haltung. Ohne geraden Rücken sind Sie zum Umfallen verurteilt, und kräftige Nackenmuskeln stützen Ihren Kopf. Hohe Anforderungen werden außerdem an den Gleichgewichtssinn gestellt. Koordinieren Sie hierzu noch Armhaltungen und *Hasta Mudras*, schulen Sie hervorragend Ihre Konzentrationsfähigkeit. Probieren Sie es einfach aus, und geben Sie nicht gleich auf.

Bollywood Basic

Stilbrüche und Posen immer sehr willkommen

Im alten indischen Tanz gibt es eine Fülle exakt beschriebener und verbindlicher Bewegungsabläufe, die vor oder nach den Posen auszuführen sind. Der Bollywood-Dance ist jedoch freier. Stilbrüche sind nicht nur erlaubt, sondern sogar erwünscht. Einige typische Merkmale werden aber beibehalten: Sie sollten sich möglichst in der Mitte des Raumes befinden, was bei einer Solodarbietung ohnehin selbstverständlich ist; Sie sollten zudem jede Bewegung und Pose symmetrisch mindestens noch einmal zu anderen Seite ausführen. Auch wenn Sie am Anfang oder in der Mitte auf Posen verzichten wollen, so sind sie am Ende als krönender Abschluss Pflicht.

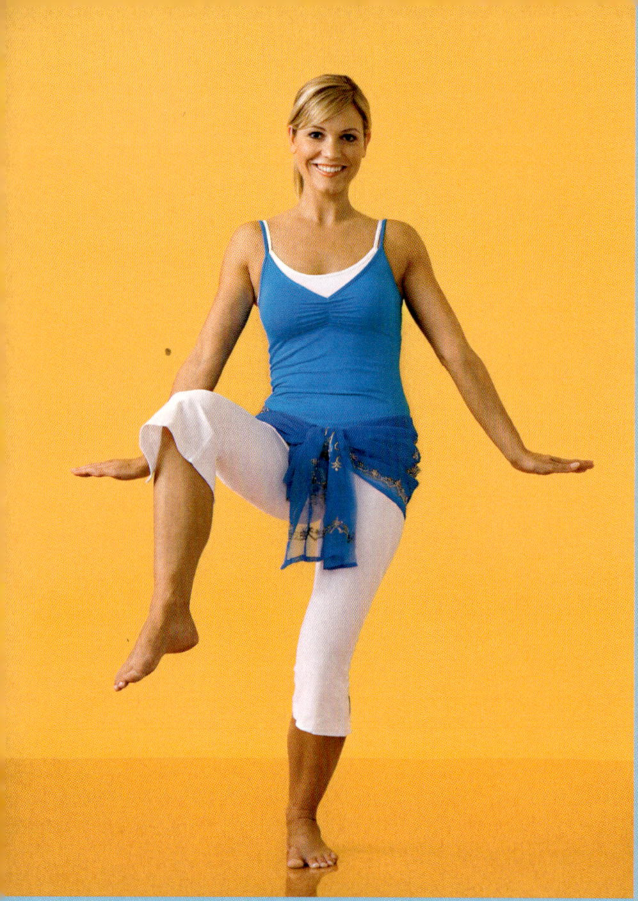

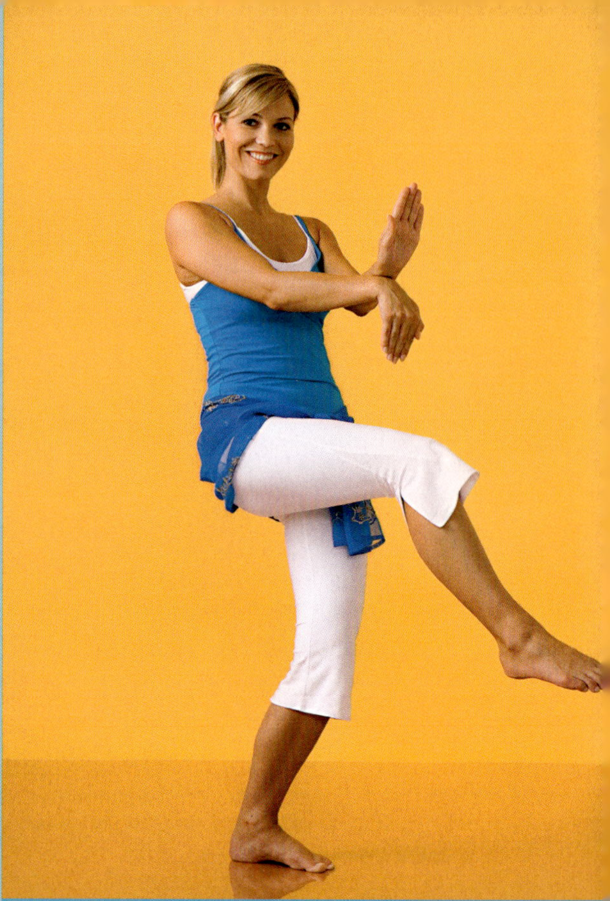

1 Bogen mit dem Oberschenkel

☐ Tipp: Achten Sie darauf, dass Ihre Arme ganz durchgestreckt sind, die Pataka-Hände winkeln Sie an. Holen Sie mit dem Oberschenkel weit aus.

2 Zusammenführen der Pataka-Hände

☐ Tipp: Das Bein, das Sie heben, muss nicht eng am Körper sein. Denken Sie daran, dass Sie den Beckenboden fest anspannen.

26. Shiva-Pose

Eindrucksvoll und erhaben

Diese Pose hat eine Symbolik, mit der man sich bestimmt sehr gerne identifiziert. In dieser Haltung wird oft der indische Gott *Shiva* dargestellt, der auch wegen der Gegensätze, die er in sich vereint, stark verehrt wird. Sie fühlen sich wunderbar ausgeglichen, wenn Sie mal auf der einen Seite, mal auf der anderen Seite in dieser reizvollen Pose stehen.

Mit dem Fuß tritt *Shiva* auf die Ignoranz der Unwissenden. Eigentlich besitzt er ja vier Hände, doch uns genügen hier schon zwei, als Abwehrgeste vor Angst und Furcht. *Shiva* kommt sinnbildlich aus dem Kreis des Feuers heraus. Sein Tanz ist voller hinreißender Erotik und Ekstase. Davon ist sogar auch in der Ruhestellung etwas zu spüren. Nach einem *Cari* wie etwa dem »Kniewechselschwung« (siehe Seite 32) schließt sich die *Shiva*-Pose in reizvollem Kontrast an.

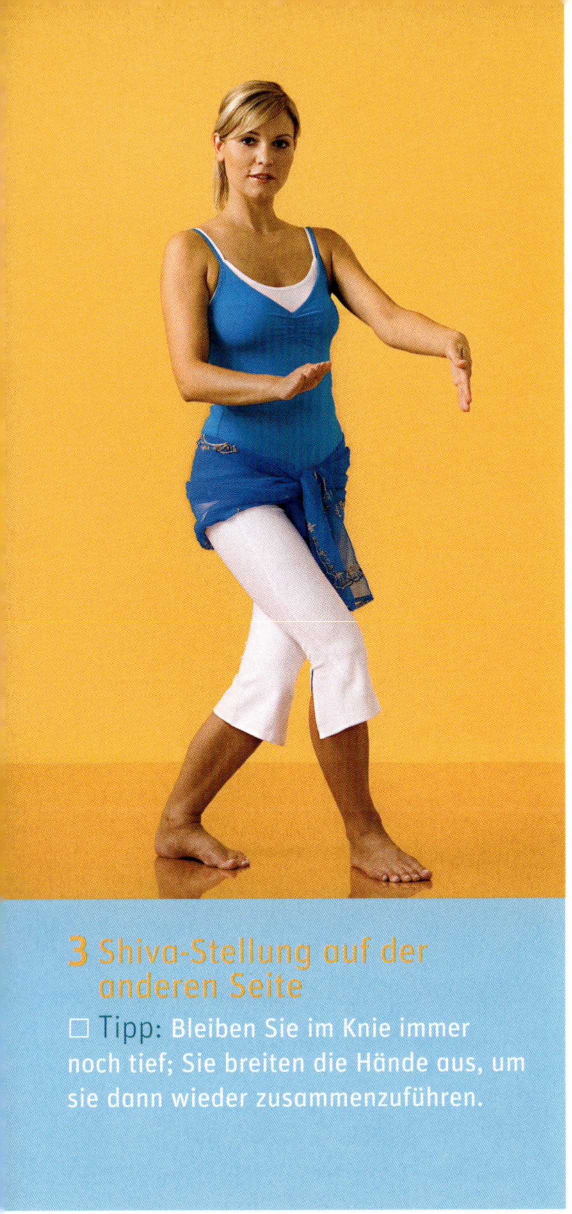

3 Shiva-Stellung auf der anderen Seite

□ Tipp: Bleiben Sie im Knie immer noch tief; Sie breiten die Hände aus, um sie dann wieder zusammenzuführen.

Step 1: Sie gehen zunächst in »Grundstellung A«. Holen Sie weit mit dem rechten Oberschenkel aus und führen Sie ihn in hohem Bogen am Standbein vorbei. Die Arme sind ganz durchgestreckt, die *Pataka*-Hände angewinkelt.

Step 2: Führen Sie ebenfalls in einem schönen Bogen die Hände zusammen und weisen Sie mit den Fingerspitzen der rechten Hand nach unten, mit den Fingerspitzen der linken nach oben. Das erhobene Bein braucht nicht ganz eng am Körper zu sein, Sie dürfen es ein wenig nach außen drehen. Dadurch wirkt alles noch etwas beschwingter. Gehen Sie mit dem Standbein ein bisschen ins Knie, und spannen Sie den Beckenboden fest an. Bleiben Sie möglichst lange in der Pose. Atmen Sie langsam und regelmäßig.

Step 3: Setzen Sie jetzt den Fuß des erhobenen Beins auf. Er steht nun seitlich weit gekreuzt vor dem Standbein, ist aber nur einen ganz kleinen Schrittabstand nach vorne gegangen. Bleiben Sie im Knie tief; die Hände ziehen wieder im weiten Bogen voneinander weg, während Sie nun nochmals in die *Shiva*-Stellung auf die andere Seite gehen.

Wiederholungen:

Diese Pose ist so eindrucksvoll, dass sie höchstens noch dreimal wiederholt werden sollte. Einüben dürfen Sie sie natürlich viel öfter. Richtig fließend erreichen Sie den Endpunkt, wenn Sie ganz zum Schluss den Unterschenkel des erhobenen Beins ein wenig ausstrecken.

Wirkung:

Sie erhöhen die Muskelspannung im ganzen Körper und atmen automatisch tief und langsam. Dadurch verbessern Sie Ihren Gleichgewichtssinn und entwickeln eine kerzengerade Haltung. Wenn Sie wollen, können Sie auch noch den Fuß mehr in die Haltung einbeziehen, indem Sie den großen Zeh des erhobenen Fußes flexen.

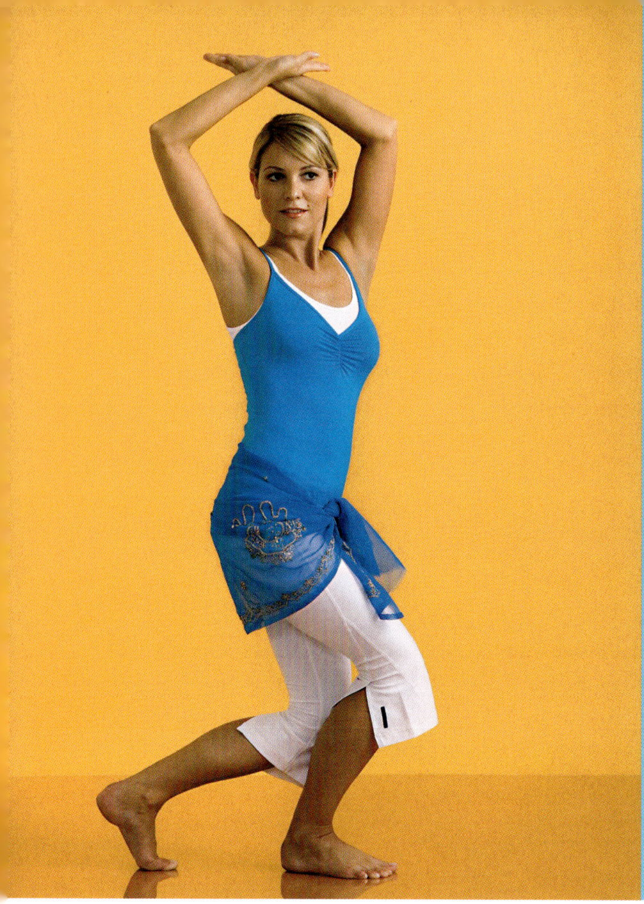

27 Zusammengefasst:

☐ Tipp: Becken und Beine bleiben bei der Oberkörperdrehung absolut ruhig. Die Übung ist schwerer als sie aussieht. Dennoch fallen die ersten Versuche gar nicht so schlecht aus, wenn Ihre Körpermittelachse gerade bleibt.

☐ Wirkung: Das ist eine der besten Haltungsübungen überhaupt. Die Gesamtmuskulatur wird gestreckt und durch regelmäßiges Durchatmen spürbar erfrischt. Zusätzlich werden die Beinmuskeln sehr stark gefordert.

27. Devadasi-Pose

Hingebungsvoll und gelöst

Das ist die erotisch-fließende Haltung einer indischen Tempeltänzerin. Die Pose erscheint für den Betrachter vielleicht einfach, sie ist aber trotz der Bodenverbundenheit beider Füße ziemlich schwierig. Es wird wahrscheinlich einige Zeit dauern, bis sich Ihre Körpersilhouette in die schlangenhaft verlaufende, berühmte *Tribhanga*-Position verwandelt.

1. Gehen Sie wieder in die »Grundstellung A«, aber nicht frontal, sondern zeigen Sie sich von der rechten Seite, genau im 90-Grad-Winkel. Nun setzen Sie mit dem linken Vorderfuß einen Schritt ganz gerade nach hinten und gehen mit den Knien bei geradem Rücken so tief wie möglich.
2. Drehen Sie den Oberkörper nach rechts, und führen Sie die Arme mit nach unten gebogenen *Pataka*-Händen in einem weiten Kreis nach oben. Halten Sie die Oberarme ruhig und knicken Sie die Unterarme entspannt zur Kopfmitte ab; Ihre Hände kreuzen sich an den Handgelenken. Atmen Sie tief und langsam durch. Bleiben Sie in dieser Haltung so lange wie möglich.

Wiederholungen:

Während des Workouts brauchen Sie keine Wiederholungen zu machen, aber Sie sollten die Haltung natürlich auch auf die andere Seite üben. Selbst gut Trainierte fühlen sich anfangs sehr steif dabei. Noch ein bisschen schwieriger wird es, wenn Sie den Schritt nach hinten kleiner ausführen. Erst zaghaft werden Sie sich dann trauen, den Kopf zur Seite zu legen.

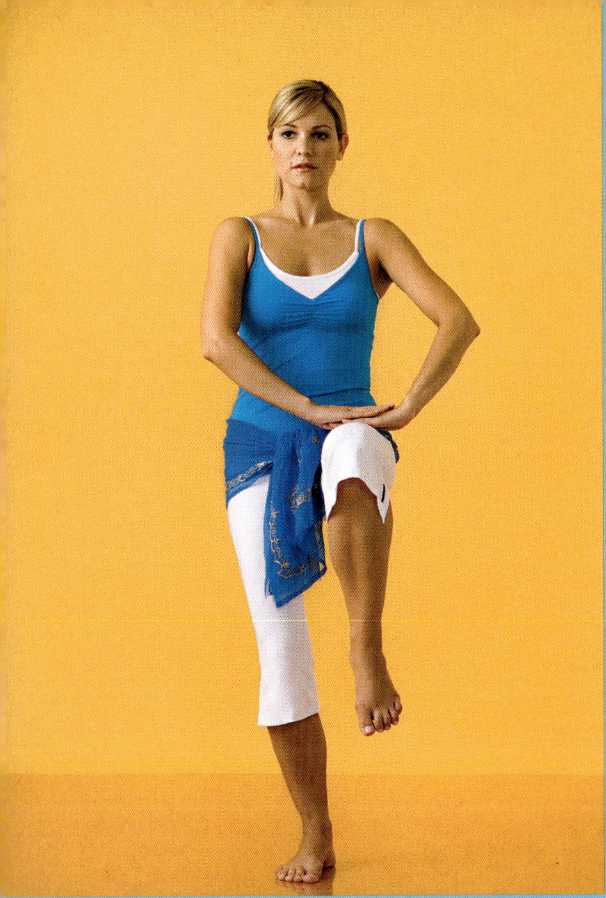

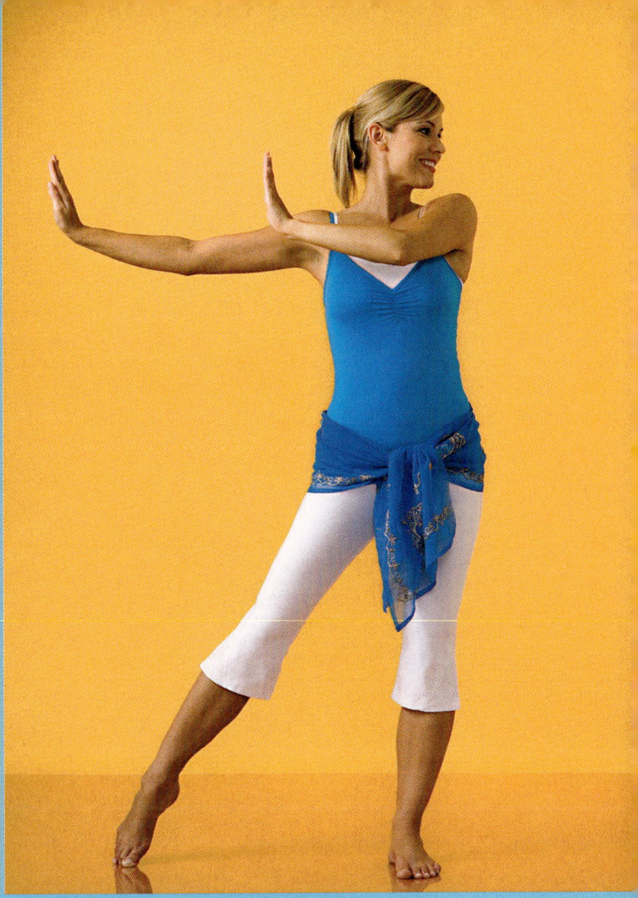

28 Zusammengefasst:

☐ Tipp: Setzen Sie mit den verschiedenen Posen Akzente zwischen leidenschaftliche Bewegungen. Ideal ist die Kombination »Kniewechselschwung – Starpose – Kniewechselschwung«.

☐ Wirkung: Die »Starpose« stellt eine sehr gute Haltungsschulung dar. In Kombination mit dem Herz und Kreislauf aktivierenden »Kniewechselschwung« ist sie eine geradezu perfekte Trainingseinheit für den ganzen Körper.

28. Starpose

Selbstbewusst und stabilisierend

In Tanzszenen voller Lebenslust gehen die Bollywood-Stars in ihren Choreografien häufig in diese selbstbewusste Pose. Sie ist ein guter Kontrast zu den energiegeladenen Bewegungen. Verharren Sie nur kurz in dieser Haltung, so ist sie von einer normalen Schrittbewegung kaum zu unterscheiden; Sie können das Bewegungsschema öfters hintereinander ausführen.

1. Wenn Sie das linke Bein angehoben haben, nutzen Sie das rechte für den Ausfallschritt der Pose.

2. Sie setzen den linken Fuß auf, strecken das rechte Bein weit zur Seite, tippen mit den Zehenspitzen des gestreckten rechten Fußes auf. Sie strecken die *Pataka*-Hände zur Seite; der rechte Arm ist gerade, der linke Oberarm im rechten Winkel zum Unterarm; den Kopf zur anderen Seite drehen.

Gangarten und Drehungen

Posen, Schritte, Gangarten und Drehungen, harmonisch aufeinander abgestimmt, können ein wundervolles, ästhetisches Kunstwerk darstellen. Zwischen Schritten *(Cari)* und Gangarten *(Ghati Bedas)* genau zu unterscheiden, fällt allerdings nicht nur dem Laien bisweilen schwer.

Harmonisches Kunstwerk: Bewegungen und Posen

Alles, was vom Standpunkt wegführt, sind Schritte. Gangarten, im Prinzip fast dasselbe, erfahren eine herausragende Betonung zusätzlich: Die verschiedenen Gefühlszustände werden durch die Art und Weise der Fortbewegung besonders unterstrichen. Wenn Sie inmitten eines außergewöhnlich schönen Moments, während eines Bewegungsablaufs oder einfach an dessen Endpunkt stehen bleiben *(Karana)*, gehen Sie in eine Pose. Manchmal ist diese besonders markant, sodass Sie sie noch einige Male wiederholen sollten. Hier hat der Bewegungslauf in erster Linie den Zweck, in die Pose zu führen. Häufig wird vor oder nach einer Pose eine Drehung *(Bhramari Bheda)* ausgeführt, die alle möglichen Bewegungsläufe zwischendurch immer wieder auflockern kann.
Natürlich sollen Sie nicht jede Bewegung oder Pose genau analysieren. Doch wenn Sie wissen, welche Stimmung diese ausdrückt, öffnet das Ihren Horizont, und Sie können Körper und Seele besser miteinander in Einklang bringen. Es gibt viele interessante Gangarten und Drehungen; hier werden drei davon vorgestellt, die besonders wirkungsvoll einzusetzen sind.

Keine Angst vor Drehungen

Drehungen *(Bhramari Bhedas)* werden von Anfängern meist gemieden, weil diese fürchten, die Kontrolle über ihre Bewegungen zu verlieren und den Zusammenhang im Schrittmuster nicht erkennen zu können. Doch dies rührt meist von folgenden falschen Vorstellungen her:

1. *Drehungen sind mir zu schnell, und ich werde leicht schwindlig:*
Keine Sorge, denn viele Drehungen haben ihren Reiz in der Langsamkeit. Die meisten sind auch keine Pirouetten, die ein schnelles Tempo erfordern, sondern lediglich ein paar wenige, gut überlegte Schrittfolgen um die eigene Körperachse herum, die in Zeitlupe gut wirken, wenn sie korrekt ausgeführt werden.

2. *Bei Drehungen muss ich zu viel auf einmal koordinieren:*
Das stimmt ganz und gar nicht. Nach demselben Schema, nach dem Sie bereits die Grundübungen ausgeführt haben, gehen Sie auch bei den Drehungen vor, und zwar möglichst langsam und methodisch. Sie kontrollieren zuerst einmal die Bewegungen des Unterkörpers. Wenn Sie sich nach einiger Zeit darin richtig sicher fühlen, bauen Sie schließlich die des Oberkörpers auf.

Sie dürfen auch spontan kombinieren

In der indischen Tanztheorie werden die einzelnen Bewegungseinheiten auf komplizierte Weise Stufe für Stufe beschrieben. Mehrere *Karanas* bilden ein *Khanda*, und drei bis vier *Khandas* wiederum bilden eine Einheit mit dem hübschen Namen *Mandala*. Das funktioniert wie das Malen eines Bildes: Nach einigen Pinselstrichen nimmt es langsam Form und Farbe an. Malen Sie also auf jeden Fall Ihr eigenes, ganz individuelles Bild. Im heutigen *Bhangra*-Stil ist es sogar durchaus üblich, spontan zu kombinieren und Anregungen der Mittänzer aufzugreifen. Wichtig ist vor allem, dass Sie die Grundbewegungen und die Grundübungen exakt ausführen.

Bollywood Basic

Die Gangart als Ausdruck bestimmter Emotionen

Dass eine Gangart etwas über den Charakter einer Person verrät, ist den meisten Menschen sicherlich klar. Doch was für ein ausgereiftes, auch im modernen Sinne psychologisches Wissen besaßen bereits die altindischen Tanztheoretiker! Schon damals wurde ein umfassendes Spektrum an menschlichen Gefühlen, Rasas (siehe Seite 53) in bestimmten, genau beschriebenen Bewegungen, beispielsweise den Gangarten, körperlich zum Ausdruck gebracht. Der weiblichen Art des Gehens wurde besondere Aufmerksamkeit gewidmet, aber auch dem Unterschied zwischen der Fortbewegungsart eines tragischen oder glücklichen Helden, einer sozial höher oder niedriger gestellten Persönlichkeit.

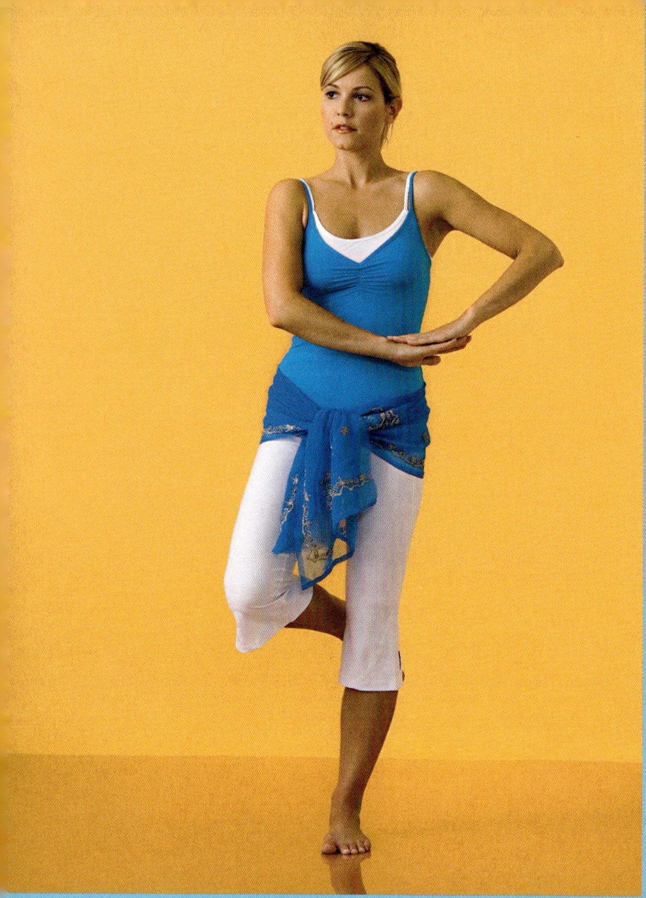

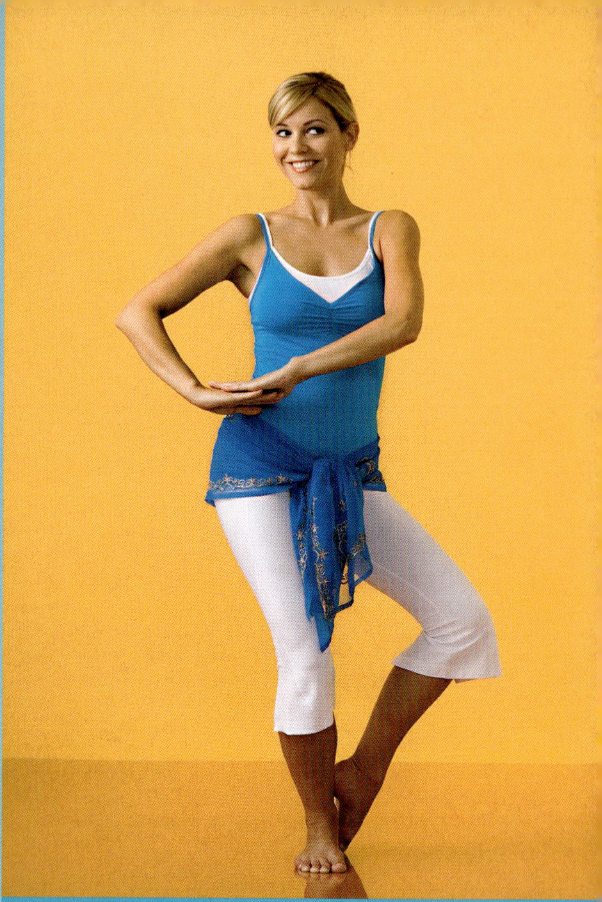

1 Kleiner Schwung aus dem Unterschenkel

☐ Tipp: Die aufeinandergelegten Hände befinden sich zunächst auf der linken Seite, gleiten dann aber langsam nach rechts hinüber.

2 Vorbereitung des nächsten Schritts

☐ Tipp: Sie können hier wie in einer Pose verharren und stützen die Hände leicht an der rechten Hüfte ab.

29. Rollende Acht

Selbstbewusst und typisch weiblich

Für diese Gangart muss der rote Teppich ziemlich breit ausgelegt sein, denn Sie schreiten selbstbewusst, mit weit ausladenden Schritten, langsam vorwärts. Es heißt in Indien, dass nur glückliche und ausgeglichene Menschen langsam gehen. Durch die weich fließenden Hüften ist dieser Gang dennoch sehr dynamisch – und vor allem typisch weiblich.

Step 1: Vom Standpunkt aus *(»Grundstellung A«)* schwingen Sie den rechten Unterschenkel kurz zurück und setzen dann den Fuß zwei *Tala* nach außen und ein wenig nach vorne auf. Die aufeinandergelegten Hände ruhen zunächst auf der linken Seite; während des Schrittes gleiten sie dann langsam auf die rechte Seite, die jetzt belastet ist.

Step 2: Der linke Fuß ruht angewinkelt am rechten Bein, bereit für den nächsten

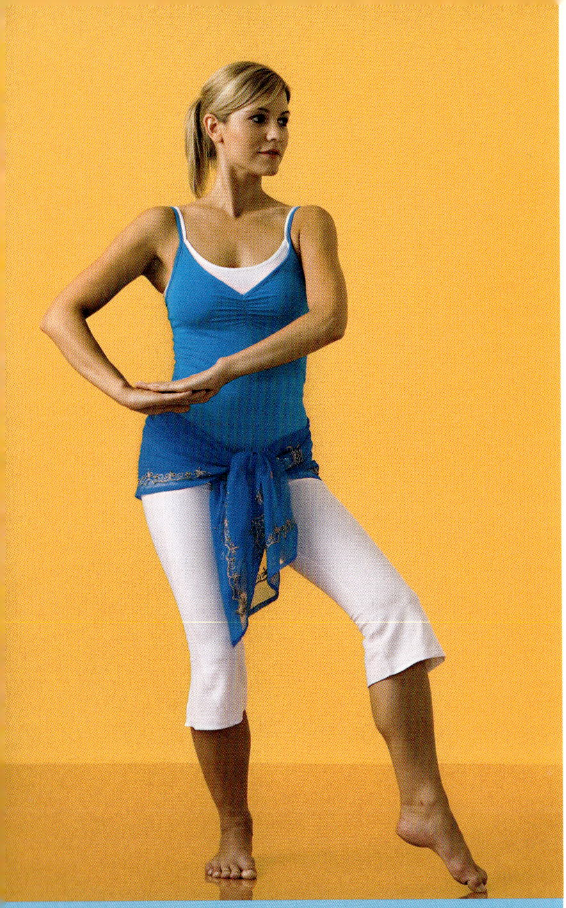

2 Step nach links und nach vorne

☐ Tipp: Dieser Schritt erfolgt ebenfalls mit leichtem Schwung aus dem angewinkelten Unterschenkel.

Schritt. Stützen Sie sich hierbei ein wenig in die rechte Hüfte und lassen Sie die linke Hüfte ganz entspannt los. Sie können nun für einen kurzen Augenblick wie in einer Pose verharren.

Step 3: Der linke Fuß macht einen weiteren Schritt, und zwar mit leichtem Schwung aus dem angewinkelten Unterschenkel heraus zwei *Tala* nach links und etwas schräg nach vorne; er setzt wie bei Step 1 auf und führt das Gehen fort. Sie machen Ihre Schritte in einer breiten Zick-Zack-Linie, die aussieht wie eine zusammengeschobene Zieharmonika.

Kombinationen:

Nach sechs (oder mehr) sorgfältig ausgeführten Schritten verharren Sie kurz, treten dann zur Seite und schließen jedes beliebige Bewegungselement an. Gut passt immer der Grundschritt. Besonders attraktiv ist auch die »Fließende Tempeltanzgeste« (siehe Seite 56). Einem bewährten Schema folgen Sie außerdem, wenn Sie nach langsamen, aber umso genaueren Bewegungsabläufen wieder eine leichte Grundbewegung folgen lassen.

Gut zu wissen:

Als Begleitmusik passen verträumt-melodische Passagen wie beispielsweise Hochzeitslieder, welche die Schönheit der Braut ausführlich besingen. Auch die rituelle Vermählung einer Tempeltänzerin aus ***Orissa*** *– die Tänzerinnen werden dort übrigens mit dem schönen Namen* ***Mahari*** *benannt – könnte Ihre Fantasie beflügeln. Mit dieser Gangart kann man gut beginnen, aber auch zwischendurch mal ganz lässig schnelle, rhythmische Bewegungselemente unterbrechen, was dann ein wunderbarer Kontrast ist. Oder gehen Sie ein paar Schritte in der »Rollenden Acht« einfach nur, um sich woanders hin zu begeben.*

Wirkung:

Die Übung öffnet, dehnt und entspannt das Becken, mobilisiert die Hüftgelenke und trainiert die Oberschenkel, insbesondere die Innenseiten; sie verhilft außerdem zu einer harmonischen Gesamtmotorik.

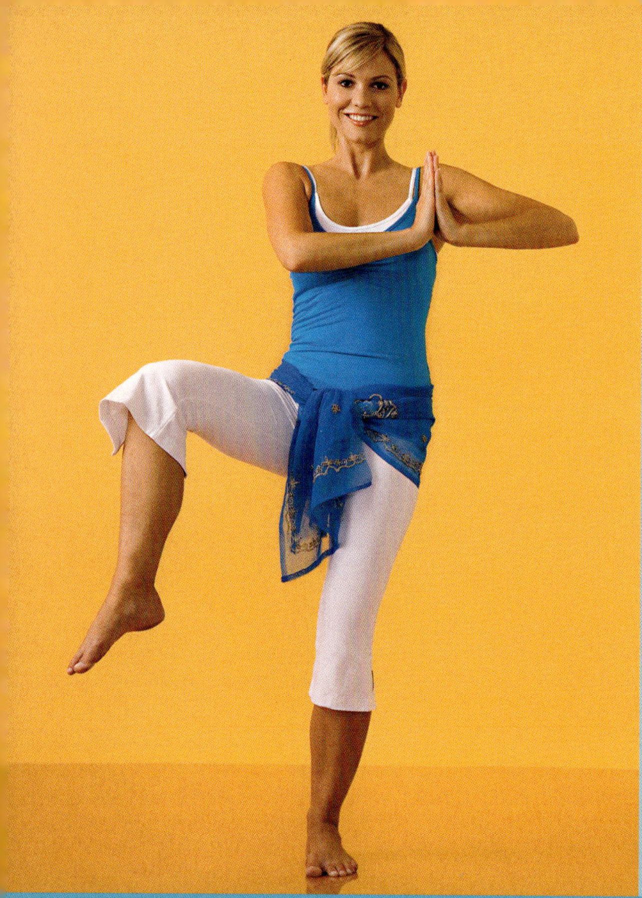

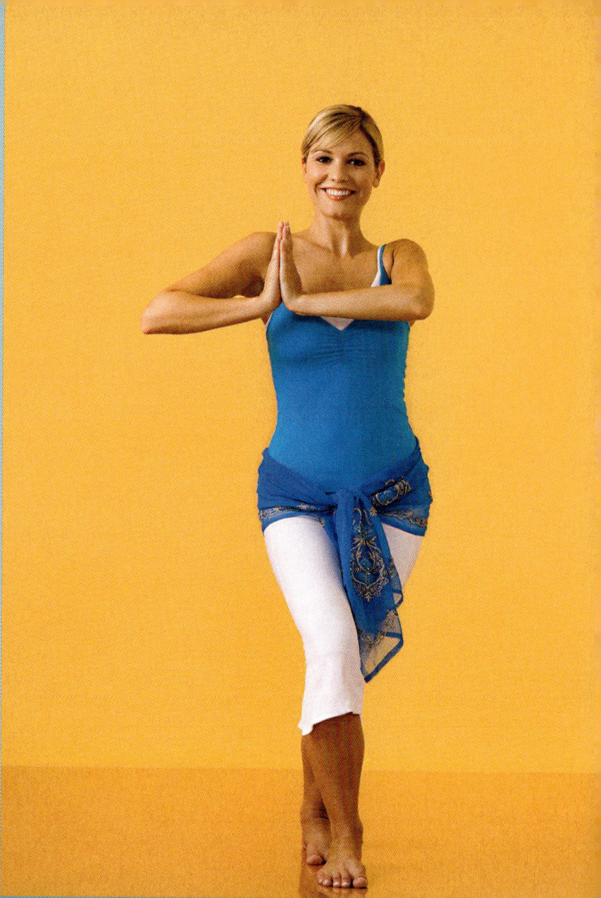

30 Zusammengefasst:

☐ Tipp: Sie holen weit aus, diesmal aber mit dem Oberschenkel. Durch immer höher, schneller und geschmeidiger hochgeworfene Beine nimmt diese Gangart einen akrobatischen Charakter an. Das erste Bewegungselement haben Sie schon bei der Shiva-Pose (siehe Seite 68) eingeübt. Die Anjali-Geste (siehe Seite 54) passt perfekt dazu.

☐ Wirkung: Dieser Schritt sorgt für eine gute Haltung und fördert Ihren Gleichgewichtssinn; Ihre Beine und Hüften werden elastisch.

30. Hochzeitszug

Erhaben und feierlich

Der Ausdruck darf übertrieben feierlich sein; auch die Gangart ist würdevoll, jedoch nicht steif, sondern freudig erregt.

1. »Grundstellung A«, die Hände sind in *Anjali* vor der Brust. Sie heben den rechten Oberschenkel weit nach außen hoch, schwingen ihn über das Standbein und setzen überkreuzt vorne auf. Gleichzeitig gehen Sie mit dem hinteren Bein weich ins Knie. Die *Anjali*-Hände drücken nach links.

2. Auch mit dem vorderen Bein gehen Sie tief ins Knie, während Sie das linke von hinten herausziehen. Die *Anjali*-Hände wandern dabei nach rechts. Es entsteht ein interessantes choreografisches Muster: In der Luft ziehen die Schenkel weite Bögen, weshalb der Körper zur Seite einen gewissen Platz beansprucht.

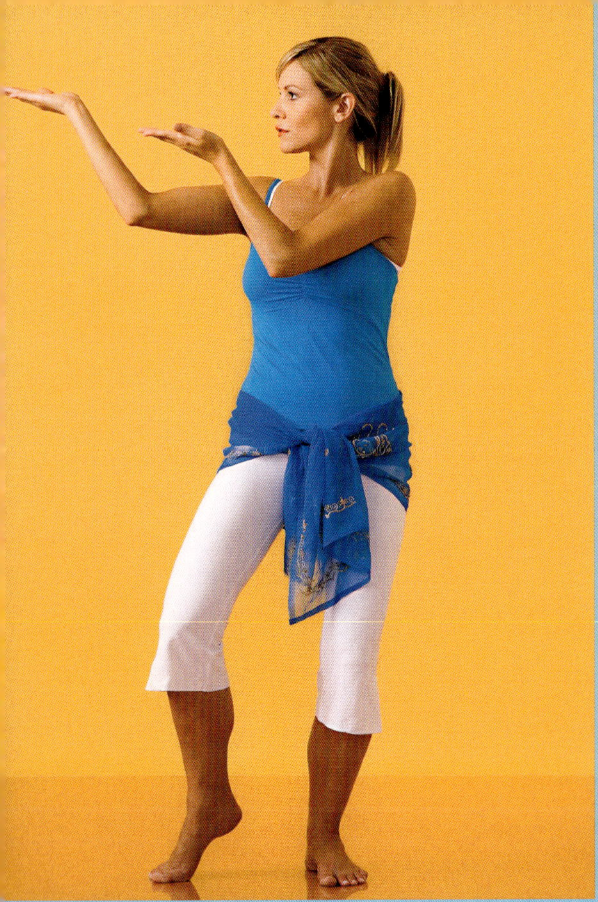

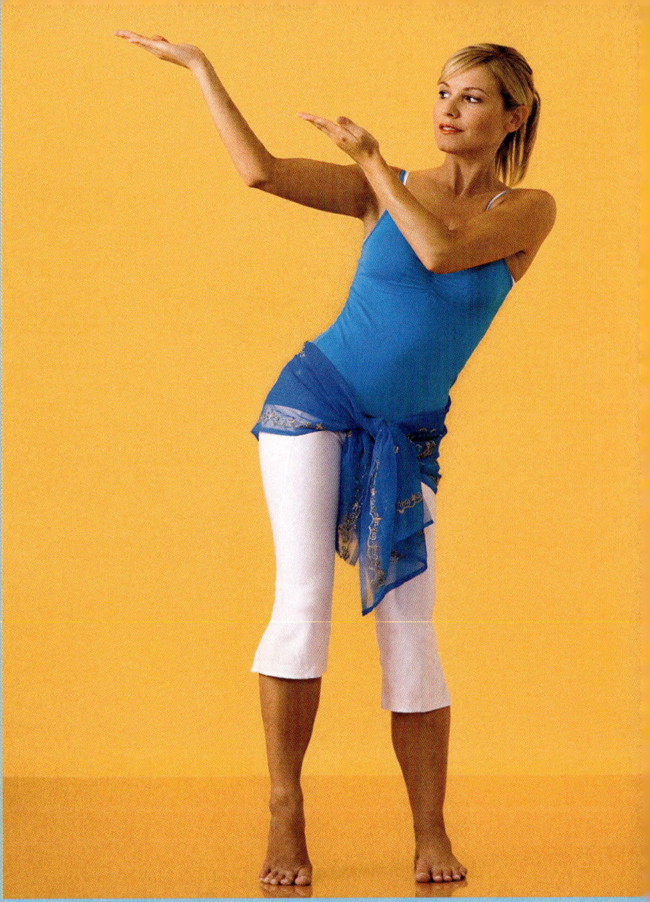

31 Zusammengefasst:

☐ Tipp: Die Handstellung symbolisiert die Opfergaben wie etwa Blumen, Früchte und Weihrauch, die zum Tempel getragen werden; dort tanzt man ausgelassen zu Ehren der Gottheit. Bei diesem Gang gehen Sie seitwärts.

☐ Wirkung: Er macht Ihre Hüften geschmeidig und schult Ihr Koordinationsvermögen sowie Ihr Raumgefühl. Der Tempelschritt sieht gut aus in Massenchoreografien, wirkt aber auch im Solotanz.

31. Tempelschritt

Ausdrucksstark und symbolisch

Gewiss kommt den Fans von Bollywood-Filmen dieser Schritt bekannt vor.

1. Die Beine stehen in *Prenkana* (siehe Seite 50), der rechte Vorderfuß weist also im 90-Grad-Winkel zur Seite. Die Handflächen befinden sich seitlich oben in Kopfhöhe. Der Kopf zeigt sich exakt im seitlichen Profil.

2. Schwingen Sie die rechte Hüfte nach oben, während sich der rechte Fuß leicht nach innen dreht. Heben Sie die Hände, so als wollten Sie Ihre Gaben anbieten. Neigen Sie gleichzeitig den Rumpf zur Seite. Wenn Sie den Fuß nach innen drehen und kurz belasten, schleifen Sie das andere Bein etwas nach. Der rechte Vorderfuß setzt ebenfalls ein *Tala* weiter auf, mit gleichzeitigem Hüftschwung – Nachschleifen – wieder mit gleichzeitigem Hüftschwung ein *Tala* weiter …

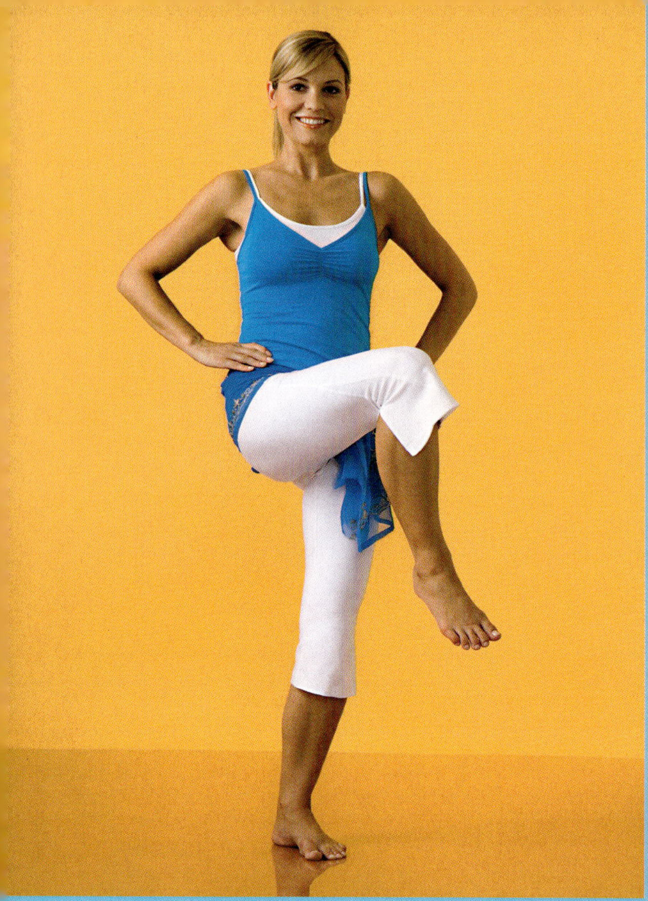

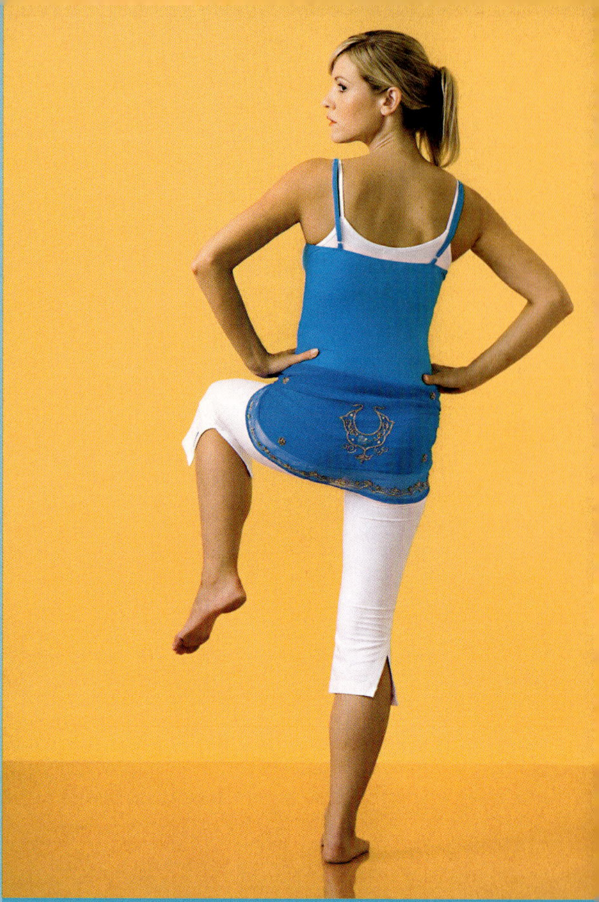

1 Das rechte Bein hochschwingen

☐ Tipp: Die gesamte Drehung ist nicht sehr schwer, weil Sie vier Schritte dafür machen dürfen. Die Dreieckshaltung der Arme ist zudem leicht und sieht gut aus.

2 Den linken Oberschenkel heben

☐ Tipp: Bei dieser Bewegung zeigt der Fuß in eine andere Richtung wie vorher. Dies ist bei allen vier Schritten der Fall.

32. Achsendrehung in vier Schritten

Leicht, aber sehr wirkungsvoll

Diese Drehung ist einfach, denn Sie dürfen vier Schritte dafür anwenden, also für jede Himmelsrichtung einen. Die Dreieckshaltung der Arme macht die Sache nicht nur leicht, sondern sie sieht auch noch am besten aus. Die Inder lieben es poetisch. Wer links und rechts leicht verwechselt, kann sich an der Natur, in diesem Fall der Sonne, orientieren. Die Bewegung ist auch zur anderen Seite sehr hübsch, denn dann drehen Sie sich wie im Tageslauf der Sonne; Sie blicken also in der Ruhestellung zu Beginn nach Norden und wenden sich dann nach Osten, also nach links – bis Sie wieder am Anfangspunkt ankommen.

Die »Achsendrehung in vier Schritten« passt gut zu einem immer wiederkehrenden Instrumentalteil; zwischen gesungenen Liedstrophen schließt diese Bewegungsfolge meist ein Thema ab.

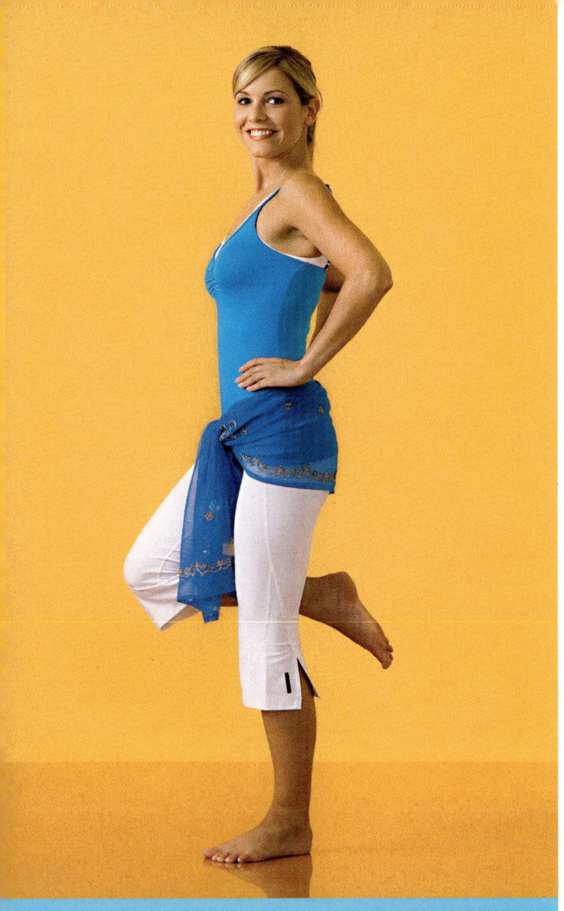

3 Wieder das Bein hochschwingen

☐ Tipp: Wie bei Step 1 schwingt abermals der rechte Oberschenkel hoch; der rechte Fuß setzt nun mühelos genau nach Süden auf.

Step 1: Sie gehen für diese Bewegungseinheit zunächst in »in Grundstellung A«. Ihre Arme befinden sich bequem in der Dreieckshaltung. Sie schwingen nun das rechte Bein vom Oberschenkel aus hoch, überkreuzen mit dem rechten Bein das Standbein und gehen mit dem rechten Fuß in die erste Himmelsrichtung. Haben Sie vorher nach Süden geblickt, wenden Sie sich jetzt nach Osten. Die Fußrichtung weist bereits nach Nordosten. So sind Sie für den nächsten Schritt vorbereitet.

Step 2: Heben Sie den linken Oberschenkel und öffnen Sie ihn nach Norden. Setzen Sie den linken Fuß ein wenig weiter, nämlich nach Nordwesten, auf. Dies geschieht auf derselben Stelle, auf der er vorher gestanden hat, nur zeigt er jetzt in eine andere Richtung.

Step 3: Der rechte Schenkel schwingt hoch, genauso wie zu Beginn der Drehung; der rechte Fuß dürfte mühelos nun genau nach Süden aufsetzen können. Die Drehung ist praktisch vollzogen.

Step 4: Der vierte Schritt, der hier nicht auf einem Foto festgehalten ist, besteht aus dem Antippen des Vorderfußes neben dem rechten flachen Fuß bei gleichzeitiger Kniebeuge. Das ist sozusagen der Schlussakkord. Der letzte Schritt ist praktisch ein Grundschritt (siehe Seite 45). Sie stehen wieder auf derselben Stelle.

Wiederholungen:

Wollen Sie die Drehung wiederholen, bedarf es eines kleinen Zwischenschritts: Sie setzen den linken Fuß ganz auf und verlagern Ihr Gewicht auf ihn. Immer, wenn es Ihnen angemessen erscheint, dürfen Sie diesen Zwischenschritt machen. Hier beispielsweise passt er gut: Sie stehen nach einem Cari auf dem rechten Bein und setzen den linken Fuß auf den Boden auf; nun geht's weiter wie soeben beschrieben.

Wirkung:

Diese Bewegung ist als Einstieg für Drehungen ganz hervorragend geeignet. Falls Sie zu Schwindel neigen, können Sie hier Ihre Angst verlieren und ein sicheres Raumgefühl gewinnen.

33. Drehung über den rollenden Fuß

Graziös und ziemlich einfach

Eine schön anmutende Bewegung mit vielen Möglichkeiten, Elemente miteinander zu verbinden; dabei jedoch überraschend einfach in der Ausführung. Hier drehen Sie sich ebenfalls um 360 Grad, allerdings gehen Sie dabei beständig weiter vom Mittelpunkt weg zur Seite. In Ihrer Vorstellung ziehen Sie auf dem roten Teppich immer noch in den Palast ein. Sie wenden sich zur einen Seite des Spaliers Ihrer Bewunderer, drehen sich, blicken abermals zur selben Seite, drehen sich wieder und gelangen dadurch nach vorne.

Step 1: Aus der »Grundstellung A« beugen Sie den rechten Unterschenkel und setzen den Vorderfuß hinten gekreuzt auf. Gehen Sie in einer weichen Kniebeuge möglichst tief. Rollen Sie den rechten Fuß langsam ab und belasten Sie ihn; gleichzeitig wenden sich Kopf und Rumpf zur rechten Seite. Unversehens und vollkommen mühelos haben Sie dadurch schon eine 180-Grad-Drehung vollzogen, denn der Vorderfuß hat sich während des Abrollens bereits mitgedreht, ohne dass Sie sonderlich darauf achten mussten.

Step 2: Die Belastung ruht jetzt auf dem rechten, flach auf dem Boden stehenden Fuß. Sie heben nun den linken Oberschenkel möglichst hoch und führen ihn am rechten Standbein vorbei. Währenddessen beugen Sie dieses sanft. Dann strecken Sie das linke Bein aus und setzen es zwei *Tala* weit zur Seite auf. Sie beugen es wieder leicht und strecken gleichzeitig das unbelastete rechte Bein. Die Bewegung erinnert an das Übersteigen eines Hindernisses.

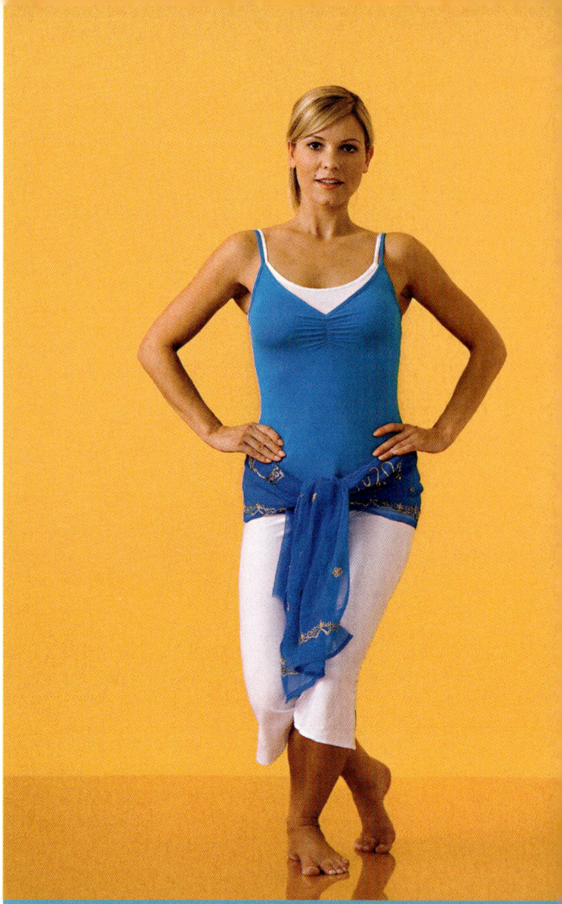

1 Eine tiefe Kniebeuge machen

□ Tipp: **Die ganze Drehung inspiriert dazu, in der Gruppe zu üben. Sie kennen den Effekt sicherlich aus vielen üppig besetzten Film-Tanzszenen.**

Achtung:

Der Effekt dieser Drehung ist das regelmäßige Beugen, Strecken und Rollen von Fuß, Unter- und Oberschenkel. Wenn Sie ein wenig üben, stellt sich dieser Zusammenhang garantiert von selbst ein. Ansonsten prägen Sie sich erst einmal die Schritte ein, die ja nur aus zweien bestehen und achten darauf, dass die Beine sich nicht allzu steif bewegen.

Step 3: Das rechte, nun unbelastete Bein ist noch ausgestreckt (Foto 3) und wird an

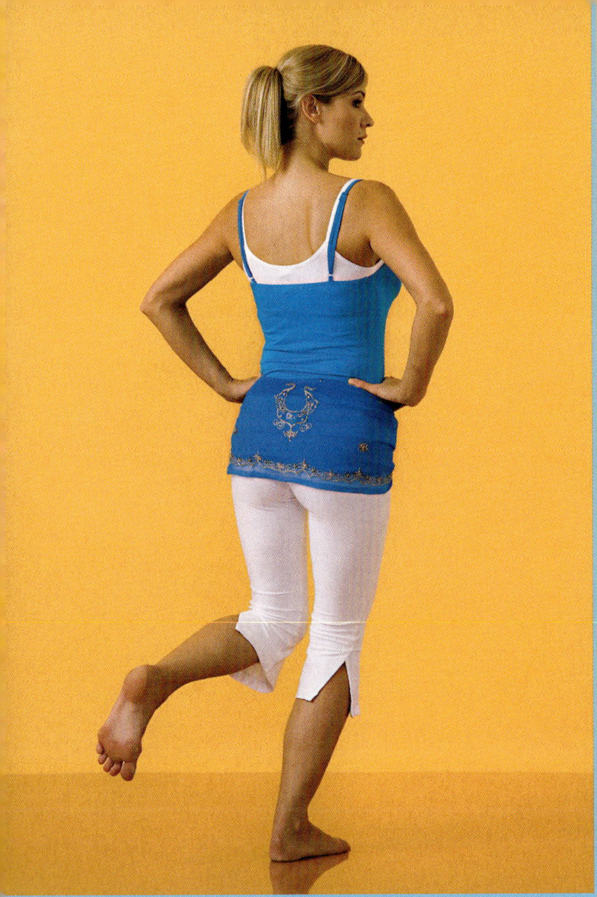

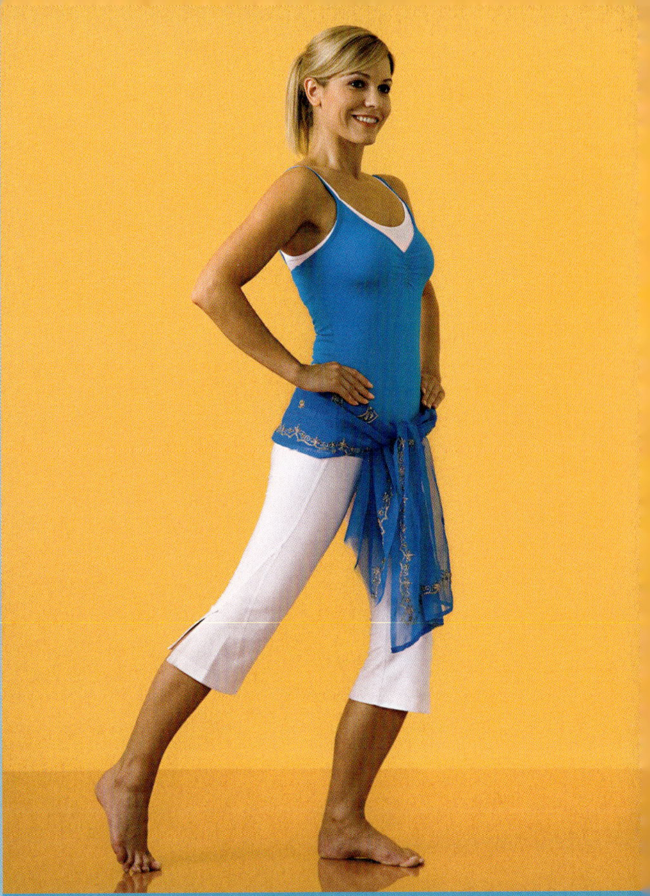

2 Bildlich über ein Hindernis steigen

□ Tipp: Sie heben den linken Oberschenkel so hoch wie möglich und führen ihn am rechten Bein, also dem Standbein, vorbei.

3 Rechtes Bein ausgestreckt lassen

□ Tipp: Sie ziehen das linke Bein dann an das rechte heran. Insgesamt haben Sie gerade mal zwei Schritte benötigt.

das linke Bein herangezogen. Sie sind den Abstand von zwei *Tala* weitergekommen. Insgesamt haben Sie lediglich zwei Schritte gebraucht.

Wiederholungen:

Die Drehung ist jetzt vollendet. Weil alles so schön im Fluss ist, setzen Sie wahrscheinlich automatisch gleich den linken Vorderfuß wieder hinten gekreuzt auf und wiederholen die Drehung. Haben Sie wenig Platz zur Verfügung, können Sie die Drehung zur anderen Seite ausführen, um wieder zu Ihrem Standplatz zurückzukehren.

Wirkung:

Durch diese langsame, den Raum ausfüllende Drehung bauen Sie Schüchternheit ab. Das präzise Abrollen der Füße wirkt wie eine Reflexzonenstimulation. Die unteren Beinmuskeln werden gestärkt.

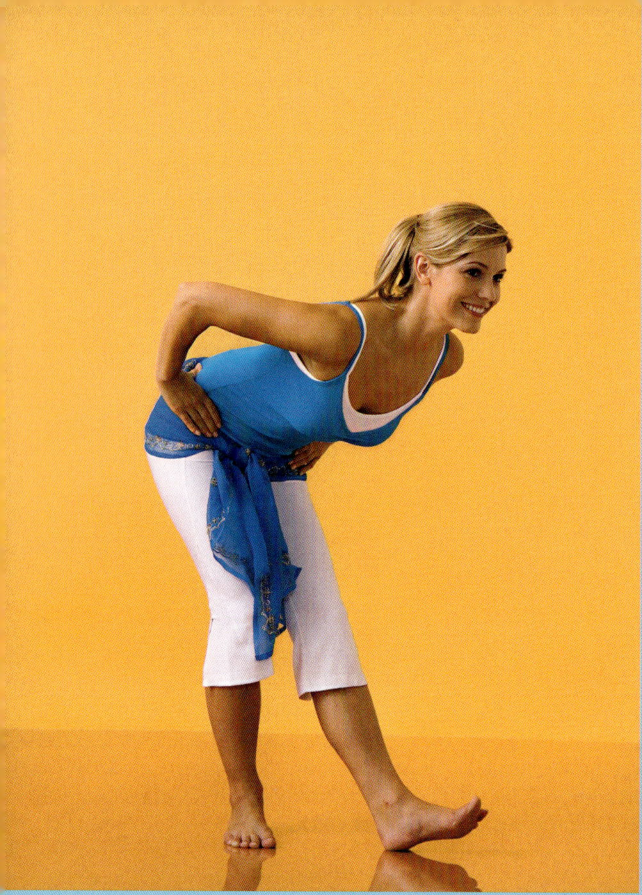

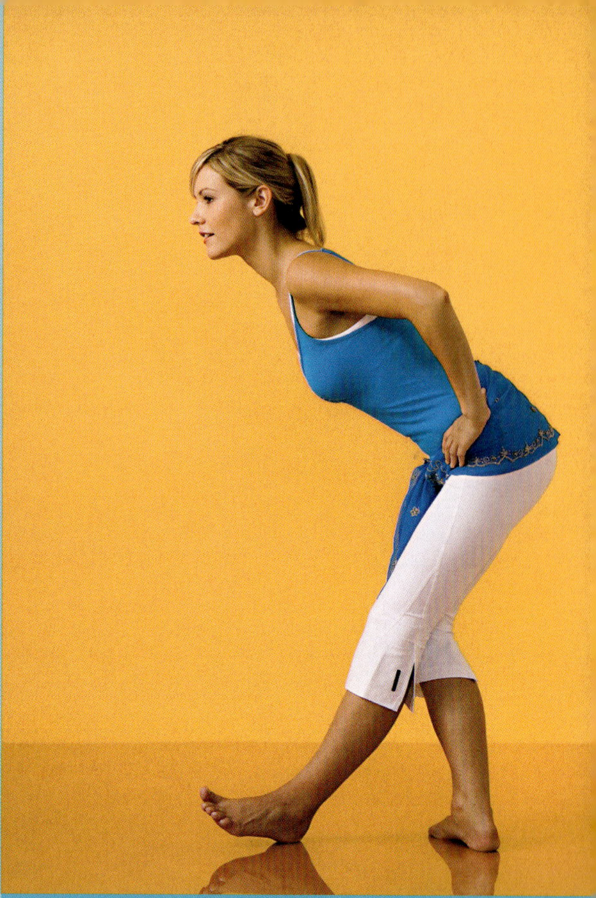

1 Die linke Ferse nach links aufsetzen

☐ Tipp: Die Übung ist eigentlich einfach aufgebaut, wäre da nicht die Rumpfbeuge, bei der Sie ganz streng darauf achten müssen, dass der Rücken nicht absackt.

2 Nach dem Zwischenschritt links aufsetzen

☐ Tipp: Passen Sie gut auf, dass Ihre Körpermitte nicht einknickt. Die Schultern bitte weder locker absacken lassen, noch krampfhaft zurückziehen.

34. Drehung aus der Rumpfbeuge

Traditionell und sehr klar

Mit dieser Bewegungsfolge setzen Sie ein starkes Signal von Vitalität. Diese Drehung, die den alten Erntetänzen des *Punjab* entstammt, wird zur derzeit angesagten *Bhangra*-Popmusik mit Hip-Hop-Elementen begeistert kombiniert.
Die »Drehung aus der Rumpfbeuge« ist eine archaische (altertümliche) Bewegung, die man sowohl bei oberägyptischen Fellachen (Bauern) als auch in brasilianischen Kampftänzen findet und die in reinster Form sogar in Bayern bei den Münchner Moriskentänzern zu bewundern ist. Sie haben ihren Tanz aus dem Orient mitgebracht. Die Tradition dieser Tänzer wird noch heute auf Volksfesten gepflegt. Die Sprache des Tanzes ist universell.

Step 1: Sie gehen in »Grundstellung A« und blicken nach Süden. Ihre Arme befin-

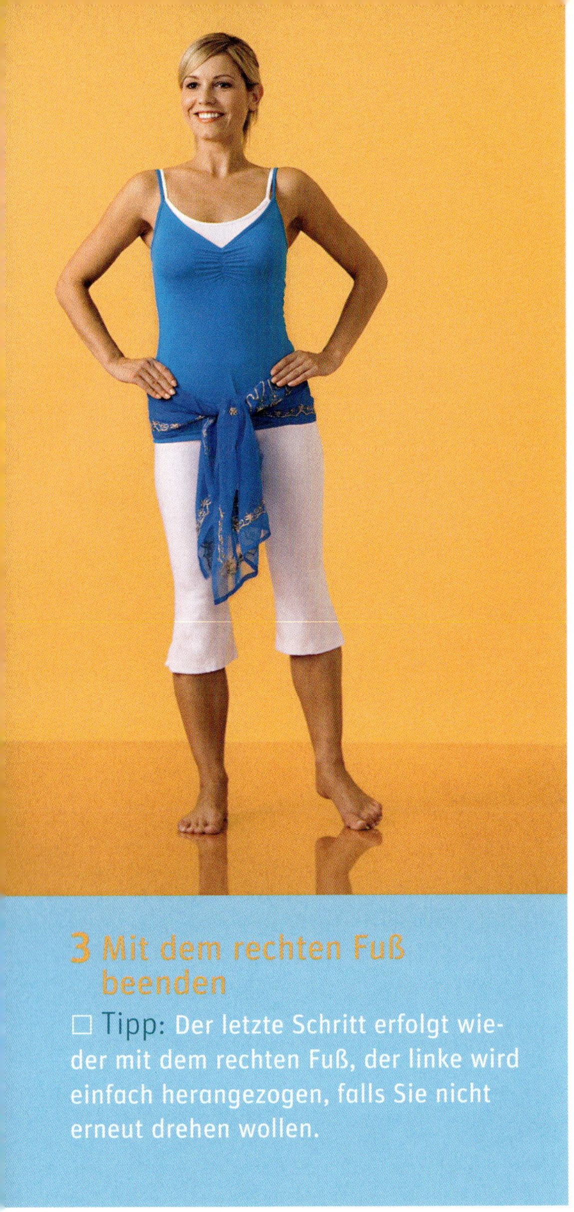

3 Mit dem rechten Fuß beenden

□ Tipp: Der letzte Schritt erfolgt wieder mit dem rechten Fuß, der linke wird einfach herangezogen, falls Sie nicht erneut drehen wollen.

den sich in der Dreieckshaltung. Die Drehung soll links herum erfolgen. Sie flexen nun den linken Fuß, strecken das Bein durch und setzen die Ferse nach links, also nach Osten, auf. Gleichzeitig neigen Sie den Rumpf nach vorne. Rumpf und ausgestrecktes Bein bilden einen 90-Grad-Winkel. Das rechte Bein behält seine leichte Beugung. Rollen Sie anschließend auf den linken Fuß ab und richten Sie sich gleichzeitig mit dem Rumpf auf, dann geht der rechte Fuß nach Norden.

Step 2: Das war's schon fast. Jetzt führen Sie noch einmal genau dasselbe durch. Wieder setzt der linke Fuß an derselben Stelle mit der Ferse auf. Sie sind nun schon im Westen.

Step 3: Sie rollen wieder ab, und der rechte Fuß macht folgerichtig einen ganz normalen Schritt in dieselbe Drehrichtung Jetzt dürften Sie wieder im Süden angekommen sein. Sie haben sich in vier Schritten um die eigene Achse gedreht. Der Clou hierbei war lediglich das betonte Aufsetzen der linken Ferse, immer dann, wenn der linke Fuß einen Schritt machen musste. Das linke Bein wird bei dieser Art von Drehung sehr betont, das rechte Bein folgt mit einem unauffälligen Schritt nur nach.

Wiederholungen:

Ihr Körper dreht sich, so oft Sie wollen, immer wieder punktuell auf der linken Ferse um die eigene Achse. Man hat das Gefühl, sich in einem Karussell zu drehen. Die Drehungen enden, wenn Sie den linken Fuß wieder zur Grundstellung aufsetzen oder in eine andere Figur übergehen.

Übrigens: Der »Tempelschritt« (siehe Seite 77) und die »Drehung aus der Rumpfbeuge« sind ein ideales Paar.

Wirkung:

Falls Sie noch nicht so gut trainiert sind, verbessern Sie mit dieser Übung Ihre gesamte Körperhaltung sowie die Stabilität Ihres Rückens. In ihrer klaren Einfachheit verlangt diese Drehung nämlich einen kerzengeraden Rücken, außerdem ein bewegliches Becken. Die Fähigkeit, mühelos den Rumpf zu beugen, ist ein Indikator für eine entwickelte Rückenmuskulatur und eine gute Haltung.

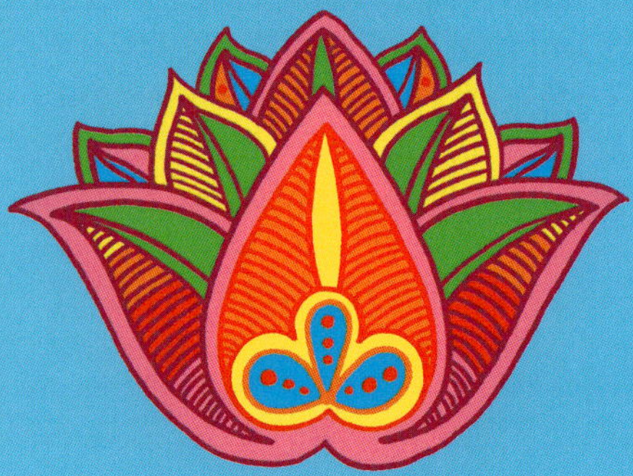

Special: Morgentanz

Track 11

Diese kleine Bewegungssequenz entspricht überwiegend Lasya, der weiblich-anmutigen Tanzform, im Gegensatz zu Tandava, der energisch-männlichen. Lasya ist gekennzeichnet von fließenden Bewegungen, die auch durch die Körpermittelachse gehen, manchmal verglichen mit der hübschen Metapher eines »im Winde schwingenden Bambusstocks«.

Erfrischung für den ganzen Organismus

Wenn Ihnen das Element Wasser liegt, identifizieren Sie sich gewiss mit den folgenden Bewegungen, die mit dem Mudra »Fisch« beginnen. In der Grundhaltung dürfen die Füße ganz nahe beieinander stehen, was die Bewegungen raffinierter wirken lässt und eine höhere Muskelspannung in Becken und Rücken hervorruft. Die folgende Bewegungssequenz erfrischt Ihren ganzen Körper, sie richtet Ihre Haltung auf, bringt Ihren Kreislauf in Schwung, verbessert Ihre Konzentrationsfähigkeit und stimmt Sie positiv ein auf einen langen, möglicherweise sehr spannenden Tag.

Lasya ist eine Tanzform, die als Gegenpol zum harten Lebenskampf verstanden werden kann, etwa als ausgleichende Yin-Energie gegenüber der Yang-Energie. Die uralte, in der östlichen Philosophie entwickelte Auffassung, dass entgegengesetzte Kräfte sich gegenseitig bedingen, ist auch in Indien selbstverständlich. Wasser und Sonne, Himmel und Erde, Aktivität und Stillstand beispielsweise sind solche Gegensätze, welche auch die bisher gelernten Bewegungen widerspiegeln.

1 Schwimmender Fisch

□ Tipp: Üben Sie zunächst mit hüftbreit auseinandergestellten Füßen der »Grundstellung A« und steigern Sie erst später den Schwierigkeitsgrad, indem Sie die Füße ganz eng zusammenstellen.

2 Steigerung des Schwimmenden Fisches

□ Tipp: Wenn es Ihnen gelingt, zusätzlich den Beckenboden rhythmisch anzuspannen, dann verbessert das die Wirkung der Übung erheblich.

Step 1: Begeben Sie sich in »Grundstellung A« und formen Sie die Hände zum Fisch (siehe Seite 65, Schildkröte). Sie legen also eine Hand flach auf den Handrücken der anderen und spreizen die Daumen ab. Versetzen Sie sich in die Stimmung eines schönen Urlaubstages,

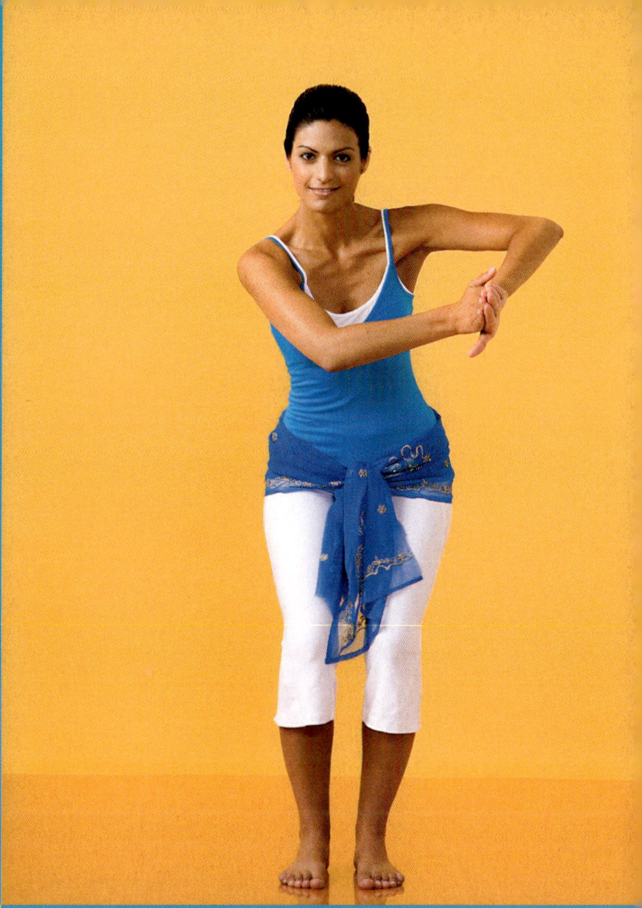

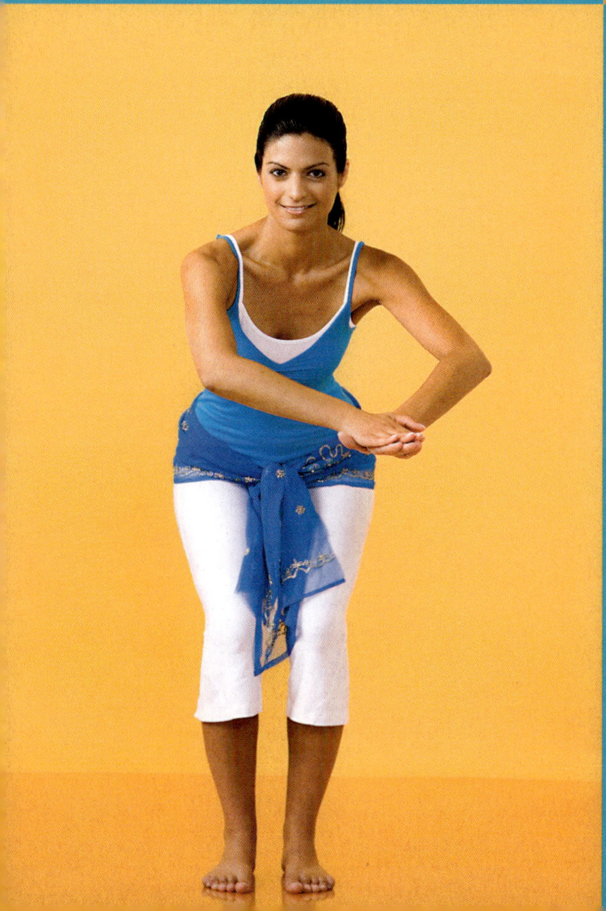

stellen Sie sich vor, wie Sie durchs Meer schwimmen, zunächst bei sanftem, dann immer stärker werdendem Wellengang. Beginnen Sie mit kreis- oder spiralförmig kleinen Bewegungen aus den Händen, hinauf und hinunter, nach vorne und wieder zurück, immer schwungvoller.

Step 2: Neigen Sie den Rumpf mit geradem Rücken allmählich vor. Zu den Wellenbewegungen der Hände und Arme kommen kraftvolle Beckenkreise hinzu, so als ob Sie einen Kopfsprung wagen wollten. Das Gesäß stößt dabei mit dem Steißbein nach hinten. Natürlich springen Sie nicht ins Wasser, sondern Sie kreisen weiter, richten sich mal auf und neigen sich dann vor. Vielleicht schaffen Sie es, dabei rhythmisch den Beckenboden so anzuspannen: Becken vorne – anspannen, Becken hinten – loslassen.

3 Hände über dem Kopf mit Schulterdehnung

☐ Tipp: Ihr Nacken entspannt, Ihre Schultern werden angenehm gedehnt. Mit dieser Bewegung beugen Sie außerdem Kopfschmerzen vor.

Step 3: Ohne dass die Hände auseinandergleiten, ziehen Sie die Arme im Wechsel nach links und nach rechts, insgesamt achtmal. Dann lassen Sie die Hände wieder in der Mitte über dem Oberkopf. Wenden Sie nun den Kopf langsam zweimal auf jede Seite ins Profil. Ziehen Sie die Arme danach erneut achtmal im Wechsel zur Seite, diesmal allerdings gleichzeitig mit einer Kopfdrehung, sodass Sie mit dem Gesicht direkt in Ihre Armbeuge hineinschauen.

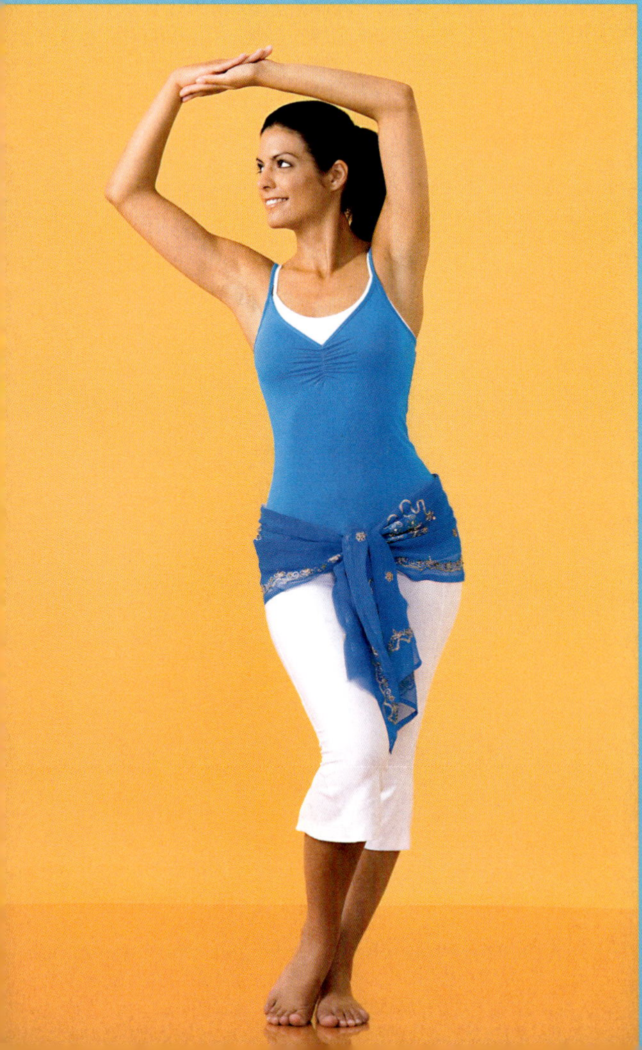

Der rechte Ellbogen zieht also zur Seite, der Blick geht nach rechts; dann zieht der linke Ellbogen zur Seite, der Blick geht nach links. Es ist nicht schwer, dazu auch noch die Hüften zu bewegen: Diese wippen im Wechsel nach unten; wenn Sie gerade nach rechts schauen, lassen Sie die rechte Hüfte fallen (siehe Foto), schauen Sie nach links, so lassen Sie die linke Hüfte los. Versuchen Sie es auch umgekehrt, also Blick nach rechts – linke Hüfte, Blick nach links – rechte Hüfte.

Gut zu wissen: Der Kopf wird manchmal stiefmütterlich behandelt; tragen Sie ihn stolz wie eine Königin, und reißen Sie ihn niemals heftig herum. Führen Sie Kopfdrehungen immer mit geradem Nacken aus, knicken Sie also weder nach vorne, noch nach hinten ab – auch nicht geringfügig. Sie sollten Ihre Halsmuskeln und eine angenehme Spannung in den Wangen spüren. Vielleicht üben Sie erst einmal mit einem Kissen auf dem Kopf, das nicht herunterfallen darf.

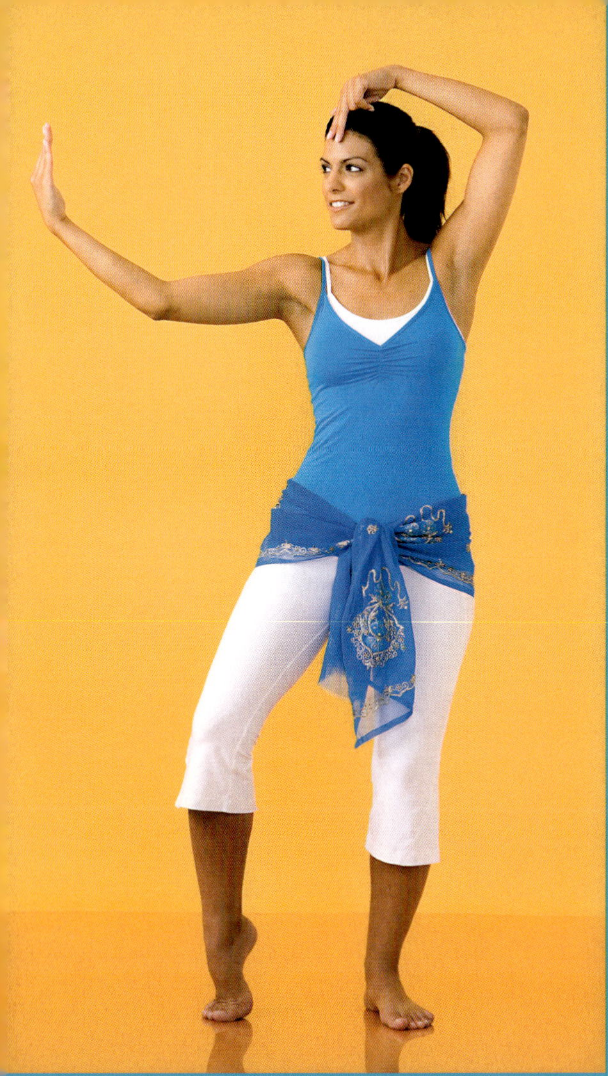

4 Die Spiegel-Geste

☐ Tipp: Während Sie langsam durch die Nase atmen, lächeln Sie sich selbst aufmunternd im »Spiegel« zu. Richten Sie Ihr Augenmerk ruhig und konzentriert auf die Handfläche. Nehmen Sie diese bewusst wahr. Schärfen Sie Ihre Wahrnehmungsfähigkeit, indem Sie die individuelle Struktur Ihrer Handfläche genau betrachten.
Ihr Blick wird dadurch klarer und offener, was auf Ihre Umgebung äußerst positiv wirkt. Sie selbst schulen im übertragenen Sinn Ihre Fähigkeit, einen „Blick für das Wesentliche" zu bekommen.

Step 4: Sehen Sie sich zunächst noch einmal die Übung »Bilderrahmen« auf den Seiten 60 und 61 an, vor allem Step 4. Öffnen Sie die Hände zum »Spiegelbild«. Der Fuß auf der »Spiegelseite« geht in Prenkana (siehe Seite 50). Blicken Sie beim »Sich-Schön-Machen« lange auf die Handinnenfläche. Atmen Sie durch die Nase tief ein und aus, summen Sie dabei eine verträumte Melodie.
Wechseln Sie langsam zur anderen Seite, während die eine Pataka-Hand (siehe Seite 62) in Tripataka (siehe Seite 63) wechselt: Tripataka auf der Stirn, Pataka der Spiegel. Auch Prenkana (siehe Seite 50) wechselt die Seite.

Wiederholungen: Machen Sie die Spiegel-Übung dreimal auf jeder Seite.

Wirkung: Diese Geste verbessert nicht nur Ihre Feinmotorik, also Ihre körperliche Geschicklichkeit, sondern sie wirkt auch auf der geistigen Ebene, weil sie Ihre Konzentrationsfähigkeit stärkt.

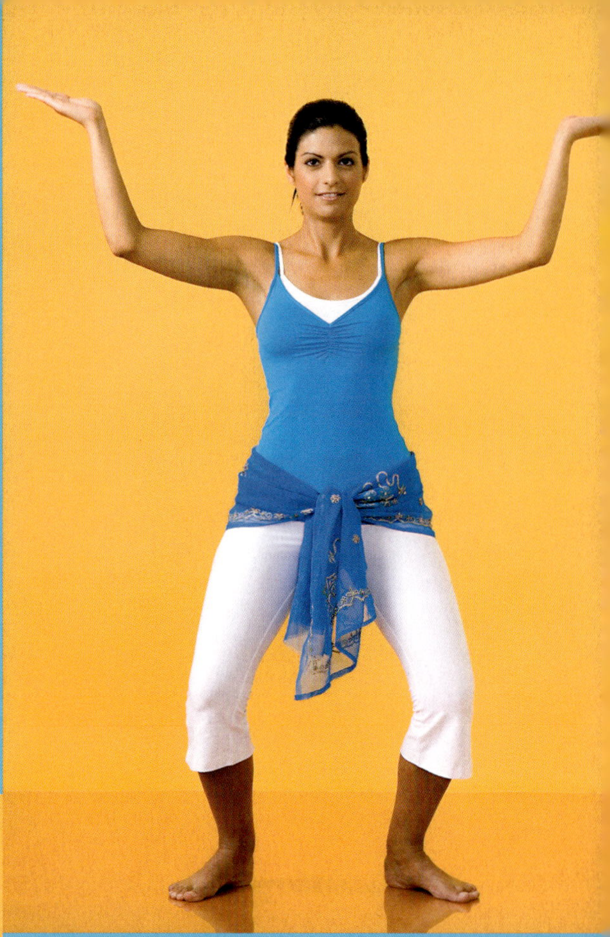

5 Hände im Bogen nach unten

☐ Tipp: Tripataka wird zu Pataka, beide Hände ziehen mit nach oben gerichteten Fingerspitzen einen Bogen nach unten.

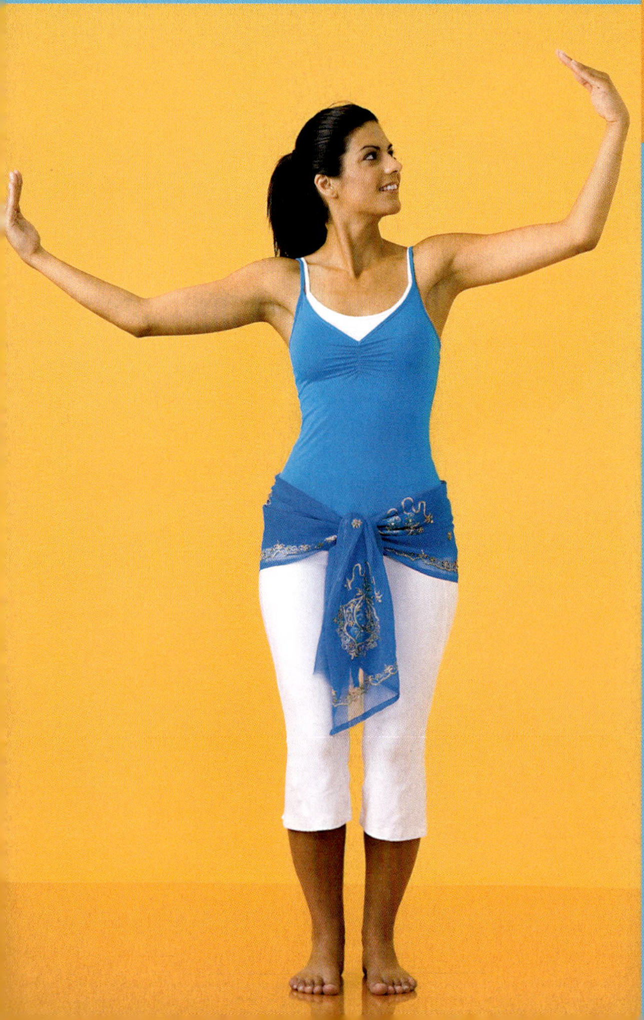

6 Die Himmel-Geste

☐ Tipp: Wenn Sie die Arme nach oben ausbreiten, sollten Sie nicht vergessen, mit dem Becken zweimal nachzuwippen. Bei vorgeschobenem Becken steht die Wirbelsäule samt Steißbein im unteren Rücken gerade. So können Sie sich gut vorstellen, dass die Steißbeinspitze bei jedem Nachdehnen auf die Erde tippen möchte.

Im Laufe der Zeit dürfen Sie außerdem den Schwierigkeitsgrad dieser Übung steigern, indem Sie die Beine noch weiter öffnen als auf dem Foto.

7 Die Erde-Geste

☐ Tipp: Wenn Sie bei dieser letzten Bewegungseinheit die Fersen anheben, steigern Sie den Schwierigkeitsgrad und erzielen einen besseren Trainingseffekt.

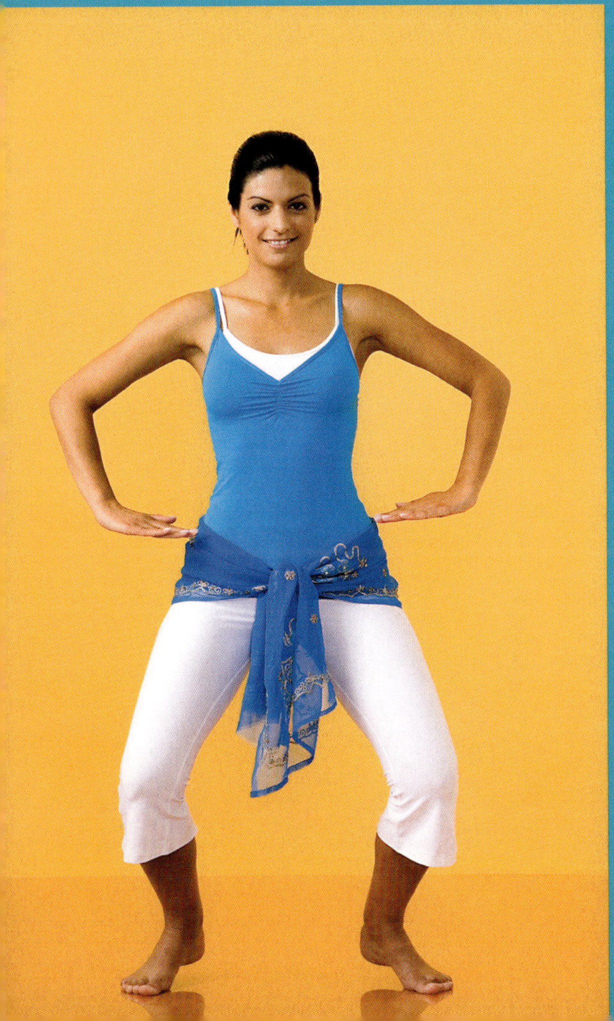

Step 5: Sie stellen die Füße nun wieder zusammen in »Grundstellung A«. Tripataka wird zu Pataka, und beide Hände ziehen mit nach oben gerichteten Fingerspitzen einen Bogen nach unten. Sie setzen die Arme dann in der Dreieckshaltung (siehe Seite 30) auf den Hüften auf.
Jetzt entladen Sie Ihre Energie in einer Tandava-Bewegung, nämlich im »Fersenkreuzschritt« (siehe Seite 48). Führen Sie diesen 16-mal aus. Dann stellen Sie die Füße wieder zusammen.

Step 6: Gehen Sie nun erst mit dem einen, dann mit dem anderen Bein in die »Grundstellung B« (siehe Seite 30). Vergessen Sie nicht, dabei das Becken ein wenig vorzuschieben. Breiten Sie die Arme zur »Himmel-Geste« (siehe Seite 57) aus und wippen Sie mit dem Becken zweimal nach.

Step 7: Dann formen Sie die Arme zur »Erde-Geste« (siehe Seite 57) um und wippen mit dem Becken ebenfalls zweimal nach. Wiederholen Sie Step 6 und 7 noch dreimal, steigern Sie dabei allerdings den Schwierigkeitsgrad, indem Sie die Fersen heben. Hören Sie dann mit der »Himmel-Geste« auf, in der Sie für kurze Zeit verharren.

Wiederholungen: Sie dürfen einzelne Elemente beliebig oft wiederholen. Ideal ist es, wenn Sie nun noch eine Weile die fließende erste Bewegungseinheit »Schwimmender Fisch« (siehe Seite 85) im Wechsel mit dem »Fersenkreuzschritt« durchführen.

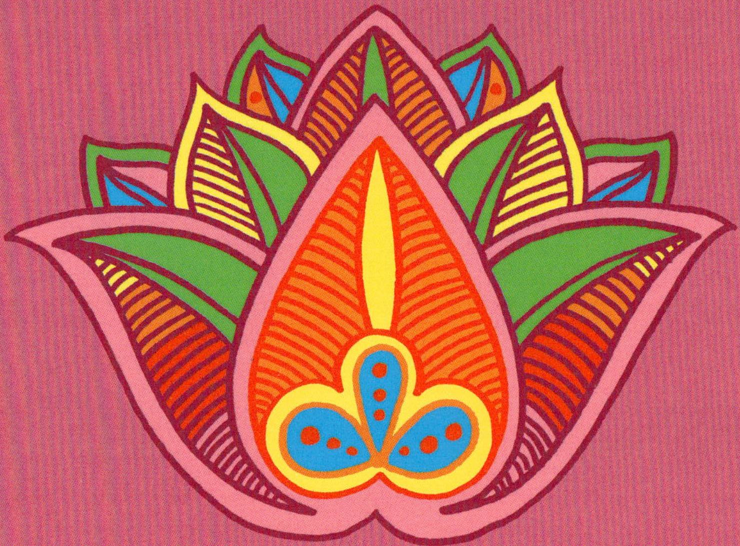

Die Kombinationen

Jetzt dürfen Sie die bisher gelernten Grundbausteine zu einem Gesamtbild zusammenfügen. Sie werden sehen, das ist Bollywood-Vergnügen pur. Keine Sorge, dass Ihnen das schwer fallen könnte. Sie beginnen erst einmal mit der Kombination für Anfänger und steigern dann langsam.

Kombination
für Anfänger

Die Kombinationen verführen dazu, noch fantasievollere Workouts zu erfinden, die genau zu Ihrem Typ passen. Sie fördern Ihre Ausdauer, Kraft, Gelenkigkeit und Anmut sowie Ihren Gleichgewichtssinn. Schließlich bringen sie Körper, Seele und Geist auf wunderbare Weise miteinander in Einklang. Jede Bewegungsabfolge hat ihre ganz eigene Dynamik: Langsame und schnelle Grundbewegungen wechseln sich ab, Ruheposen und Drehungen sorgen für Auflockerung.

Üben Sie als sanften Einstieg erst einmal die »Kombination für Anfänger«. Vergessen Sie bitte vorher nicht das Aufwärmen! Trainieren Sie grundsätzlich zunächst die Einzelelemente, und fügen Sie diese dann wie Mosaiksteine zu einem Gesamtbild zusammen. Sie merken bestimmt schnell, welche Grundelemente besonders gut zusammenpassen. Ein Tipp: Es lohnt sich, gelungene Zweierverbindungen im Gedächtnis abzuspeichern. Das erleichtert Ihnen später, sich frei zu bewegen und Ihre Lieblingsbausteine in einem einzigen Bewegungsfluss zu vereinen. Zunächst aber können Sie sich natürlich an die Vorschläge auf den folgenden Seiten halten.

Bollywood-Vergnügen mit fetziger Musik

Jede Kombination dauert etwa drei bis vier Minuten, abhängig davon, wie oft Sie die Elemente wiederholen und welche Musik Sie dazu auswählen. Als Hilfestellung liegt am Ende des Buches eine CD mit Anleitungen und Hintergrundmusik für Sie bereit. Besonders gut geeignet sind auf jeden Fall die im Moment sehr populären *Bhangra*-Rhythmen.

Dynamisch und nicht schwer

Nun versuchen Sie zum ersten Mal, die erlernten Grundelemente zu einer reizvollen Kombination zusammenzufügen. Mit nur ein paar Bewegungsbausteinen trainieren Sie dabei Ihren Körper recht umfassend. Hinterher fühlen Sie sich bestimmt wieder sehr frisch und voller neuer Energie. Besonders angesprochen wird die Muskulatur der Schultern, der Oberarme und Beine. Im Mittelpunkt stehen dabei der »Fersenkreuzschritt« sowie das wechselseitige »Hüften- und Schulterstrecken«. Bitte wärmen Sie sich vorher unbedingt auf, um Verletzungen vorzubeugen!

Die folgenden Vorübungen bereiten diese Kombination besonders gut vor: »Grundstellung A« und »Grundstellung B« (siehe Seite 30), »Kniewechselschwung nach außen« (siehe Seite 33), »Klapprad« (siehe Seite 34) und »Seitliche Rumpfdehnung« (siehe Seite 39). Führen Sie jede davon vorher mindestens 20-mal durch.

Step 1: Sie stehen in der »Grundstellung A«, die Füße sind parallel und hüftbreit nebeneinander. Hören Sie auf die ersten Takte des Übungsliedes und geraten Sie mit der Melodie langsam in Bewegung, indem Sie Schultern und Hände gegengleich nach vorne und hinten schwingen. Wenn der linke Arm vorne ist, ist der rechte hinten und umgekehrt. Wippen Sie mit beiden Knien gleichzeitig ein bisschen nach. Achten Sie bitte darauf, dass Sie nicht ruckartig nachfedern, sondern stets eine leicht gebeugte Kniestellung bewahren.

Die Schaukel ist übrigens benannt nach dem lockeren Schwingen des Körpers, mit dem Sie sich gut entspannen und den Kreislauf beleben können. Sie symbolisiert außerdem das beständige Auf und Ab von Wind und Wellen.

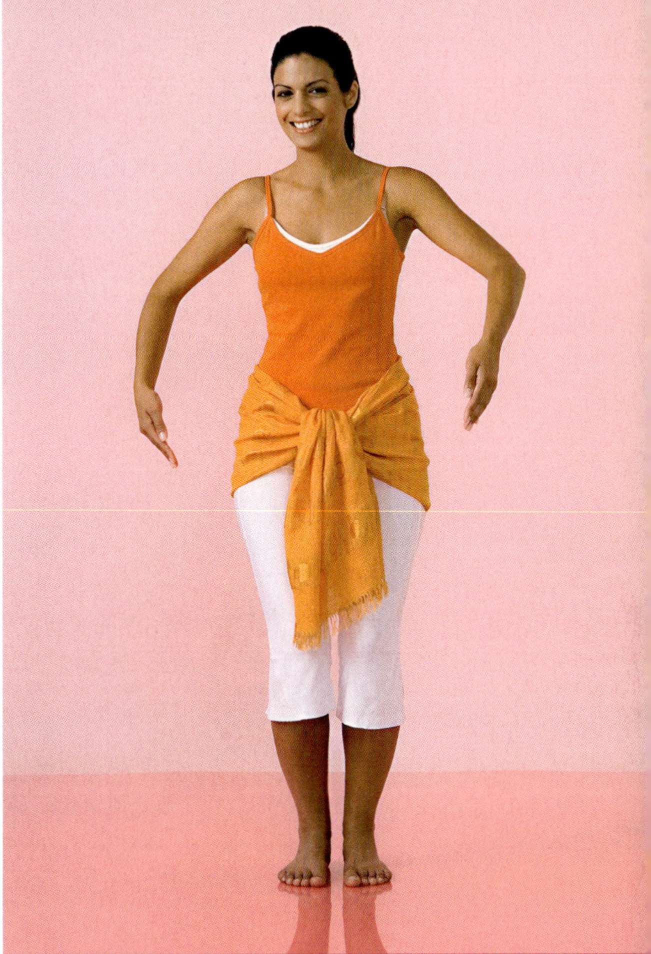

1 Dola – die Schaukel

□ Tipp: Das Schwingen beginnt mit den Pataka-Händen, die Schultern folgen dann ganz automatisch nach. Sie sollten die Armbewegungen möglichst flüssig durchführen, ohne dabei ins Stocken zu geraten.

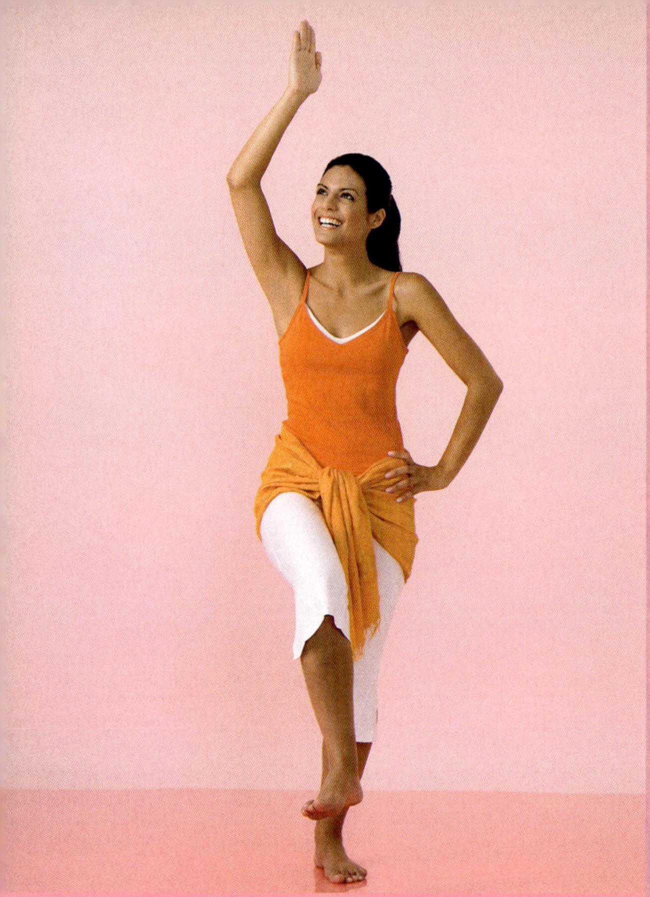

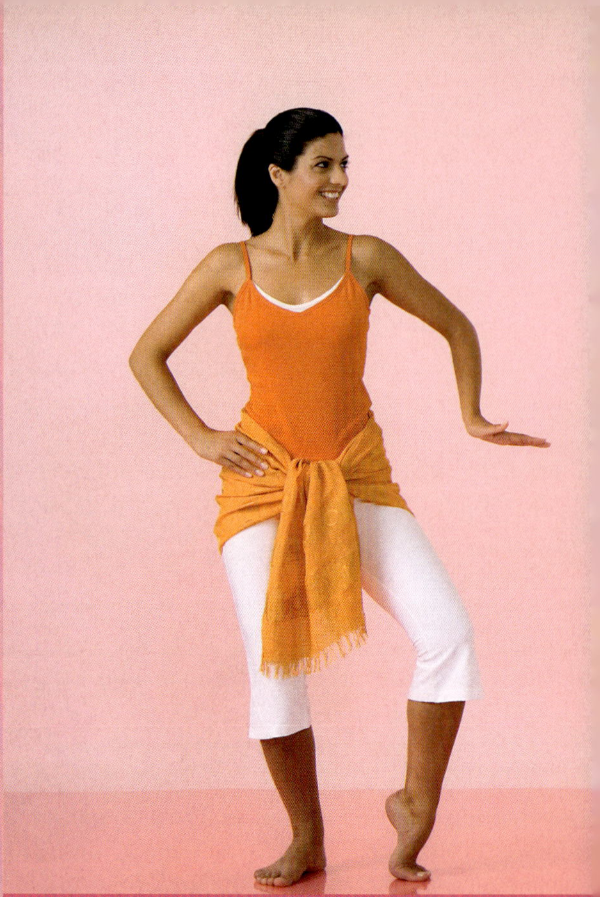

2 Fersenkreuzschritt mit erhobenem Arm

☐ Tipp: Wie bei einem Motor, der nur langsam auf Touren kommt, steigern Sie Ihr Tempo vorerst nicht; Sie führen auch noch keine Hüpfer aus.

3 Prenkana – seitliche Fußposition

☐ Wichtig: Achten Sie darauf, dass Sie die Bewegungen so flüssig wie möglich ausführen; Sie sollten außerdem versuchen, nicht zu verkrampfen.

Step 2: Verharren Sie für einen kurzen Moment in der »Grundstellung A« und steigern Sie sich dann in den »Fersenkreuzschritt« (siehe Seite 48), der Ihnen wahrscheinlich als sehr angenehme, ausgelassene Grundübung noch im Gedächtnis geblieben ist. Dieses Mal heben Sie allerdings bei jedem Kreuzschritt eine Hand zu einem weit über dem Kopf erhobenen *Pataka*, und zwar auf derselben Seite. Das streckt zusätzlich Ihre seitliche Rumpfmuskulatur.

Wiederholungen:

Sie zählen bis acht und führen – möglichst exakt – den »Fersenkreuzschritt« achtmal aus. Übrigens gelten für die meisten Tanzsequenzen acht Ausführungen der Grundbausteine als gute Richtlinie.

Step 3: Gehen Sie jetzt in die *Prenkana*-Pose über, legen Sie die rechte Hand an die rechte Hüfte und setzen Sie den rechten Fuß zweieinhalb *Tala* (siehe Seite 43) nach rechts auf. Den linken Vorderfuß positio-

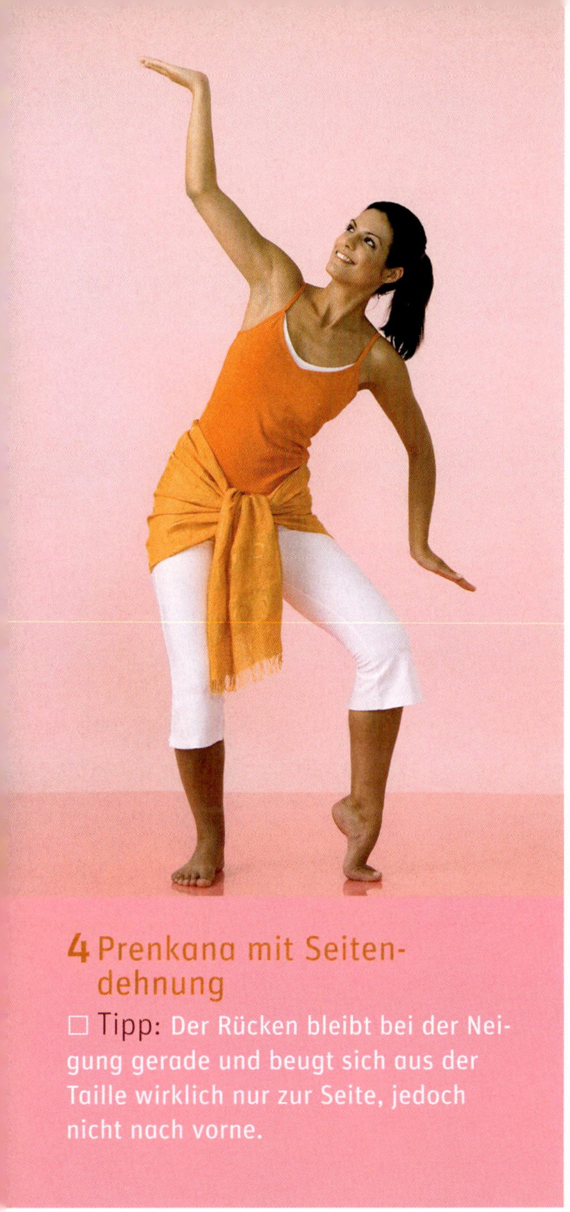

4 Prenkana mit Seitendehnung

☐ Tipp: Der Rücken bleibt bei der Neigung gerade und beugt sich aus der Taille wirklich nur zur Seite, jedoch nicht nach vorne.

nieren Sie seitlich in *Prenkana* (siehe Seite 50), die linke *Pataka*-Hand zeigt mit der Handfläche zur Erde, die Finger weisen vom Körper weg. Anstrengend wird es, wenn sich die Beine jetzt beugen und sich das gestreckte Becken gleichsam »auf einen Stuhl setzt«.

Wiederholungen:

Wechseln Sie zur anderen Seite und führen Sie die Figur insgesamt siebenmal nicht zu schnell aus.

Step 4: Sie haben bei *Prenkana* bis sieben gezählt, bei acht neigen Sie den Oberkörper aus der Taille zur Seite und heben die rechte Hand flach nach oben. Die Oberarme bilden eine harmonische Diagonale durch den Körper, die Unterarme und Hände jeweils rechte Winkel. Richten Sie sich nun auf, führen Sie erneut dreimal *Prenkana* durch und beenden Sie die Bewegung mit einer Seitendehnung.

Wiederholungen:

Führen Sie die Abfolge »dreimal Prenkana – einmal Dehnung« weitere siebenmal durch.

Gut zu wissen:

»Prenkana mit Seitendehnung« sieht nicht nur wunderschön aus, es ist auch sinnvoll, dass Sie es – unabhängig von den anderen Steps – öfter einüben. Denn damit eignen Sie sich die so typische seitliche Rumpfneigung an, die zu anderen Beinposen ebenfalls gut aussieht.

Versuchen Sie einmal, die Hüfte des seitlich ausgestellten Beins nach unten zu ziehen. Dies »erdet« gewissermaßen bei aller Anstrengung die Pose und erleichtert sie. Ähnlich wie im arabischen Tanz erlangen Sie so bald auch geschmeidige Hüften.

Dann bleiben Sie, wie auf dem Foto von Step 4, in »Prenkana«, neigen den Rumpf aber auf die andere Seite. Experimentieren Sie außerdem auch einmal mit dem »Grundschritt« (siehe Seite 45) oder mit Kreuzschritten, bei denen ein Vorderfuß mal vor dem Standbein, mal hinter dem Standbein kreuzt (siehe Seite 46). Die Rumpfneigung zu »Ekapada« (siehe Seite 49) haben Sie ebenfalls bereits kennengelernt.

Step 5: Sie führen erneut achtmal den »Fersenkreuzschritt« mit erhobenem Arm durch, wie in Step 2 beschrieben. Sie verharren also wieder kurz in der »Grundstellung A«, steigern sich dann in den »Fersenkreuzschritt« – wie bei einem Motor, der nur langsam auf Touren kommt. Nun zählen Sie wieder bis acht, verdoppeln dabei aber die Geschwindigkeit, sodass Sie auf 16 Fersenkreuzschritte kommen. Als kleine Erleichterung brauchen Sie jetzt die Arme nicht mehr ständig zu wechseln, sondern Sie stützen sie wieder in Dreieckshaltung auf den Hüften auf und konzentrieren Sich ganz auf das gesteigerte Tempo. Wenn Sie wollen, schwingen Sie mit dem hinteren Fuß hoch, Sie können sogar kleine Sprünge machen.

Wiederholungen:

Falls Sie Zeit und Lust dazu haben, dürfen Sie Step 3 bis Step 5 ruhig nochmals durcharbeiten.

Step 6: Gehen Sie wieder in »Grundstellung A« und bewegen Sie die Hüften im Wechsel auf und ab. Geben Sie dabei im jeweiligen Knie ein bisschen nach. Heben Sie erst den einen Arm, ohne die Hüftbewegungen zu unterbrechen, dann den anderen. Die Innenflächen der *Pataka*-Hände zeigen zueinander. Ähnlich den Hüften strecken Sie im Wechsel nun auch die Schultern. Während Sie eine Hüfte nach unten dehnen, heben Sie auf derselben Seite die Schulter nach oben. Der harmonische Bewegungsfluss stellt sich hier wie von selbst ein.

Wiederholungen:

Sie wippen siebenmal hin und her, auf acht verharren Sie für einen Moment in der Bewegung. Führen Sie dieses Muster insgesamt viermal aus.

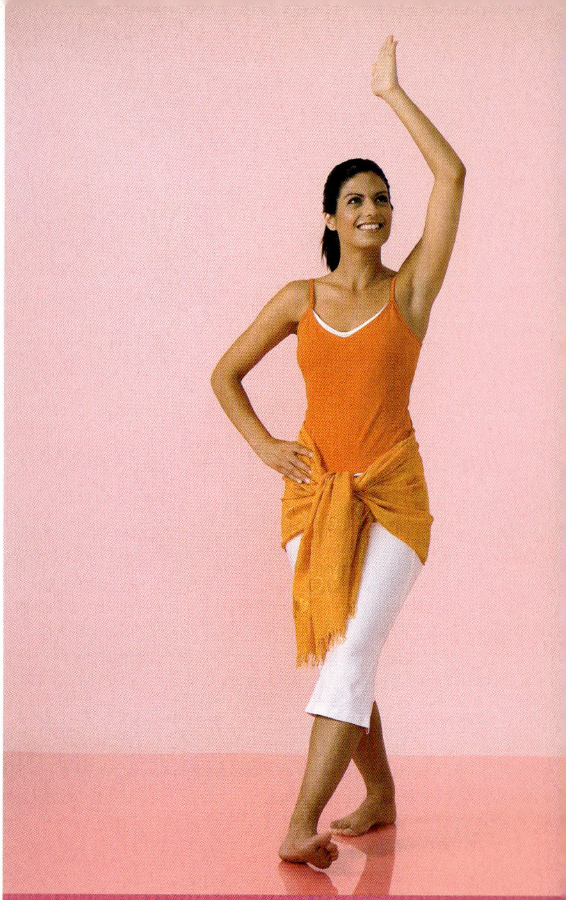

5 Fersenkreuzschritt in gesteigertem Tempo

□ Tipp: Wenn Ihnen das schnellere Tempo noch schwer fällt, wiederholen Sie nur die einfache Version. Üben Sie den rascheren Schritt dann gelegentlich separat.

Step 7: Kreuzen Sie mit dem Vorderfuß hinter der Ferse des Standbeins und gehen Sie möglichst weich in beide Knie. Legen Sie nun Ihre Hände aufeinander und platzieren Sie diese über den Hüften des vorderen Beins.

Wiederholungen:

Während Sie bis sechs zählen, führen Sie den Kreuzschritt insgesamt dreimal hintereinander aus. Auf sieben und acht ruhen Sie ein wenig in der Pose.

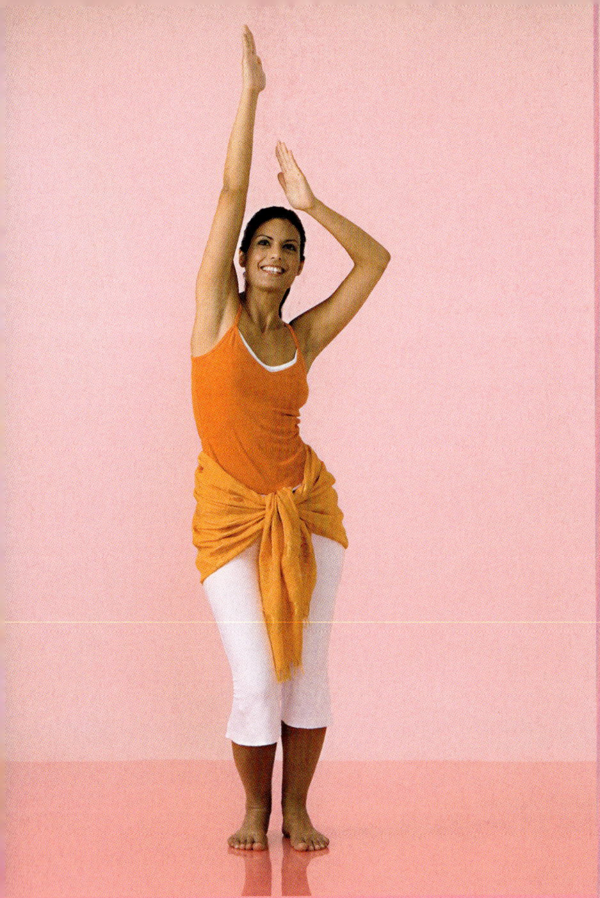

6 Strecken von Schultern und Hüften

□ Tipp: Aufgrund der kräftigen Schulterbewegungen gehen wechselseitig auch die Arme hoch. Bitte nicht einfach nur die Hände hin und her schieben.

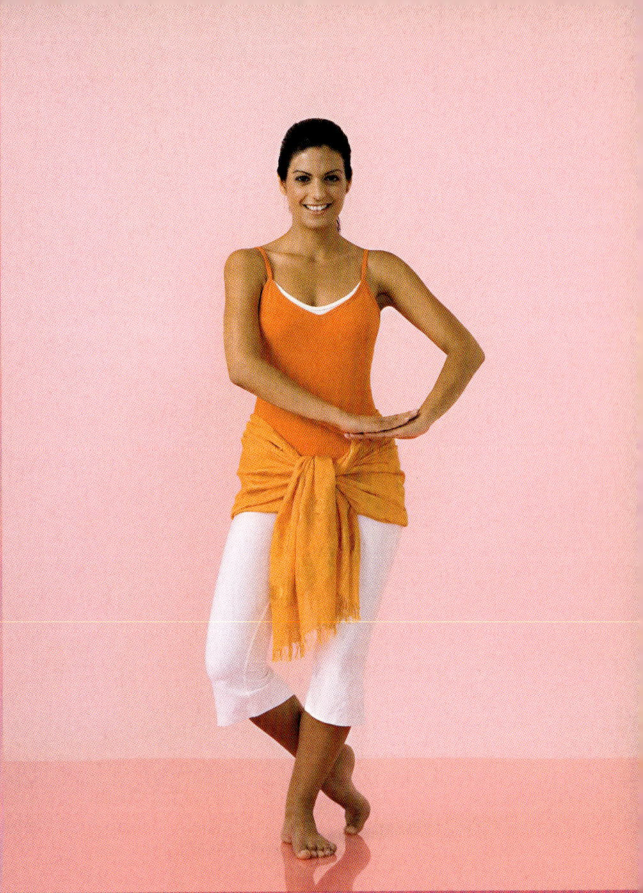

7 Kreuzschritt nach hinten und Endpose

□ Tipp: Der erneute Kreuzschritt und die abschließende Pose runden diese Anfänger-Kombination im indischen Stil sehr schön ab.

Gut zu wissen:

Step 6 dürfen Sie gesondert auch mal zwischendurch im Büro üben. Dieses Bewegungselement wirkt nämlich Wunder bei Verspannungen im Schulter-Nacken-Bereich, die sich besonders dann bemerkbar machen, wenn Sie viele Stunden am Schreibtisch sitzen müssen.

Das erste Anzeichen übergeht man leider gerne, bis sich die muskulären Verhärtungen schließlich mit starken Schmerzen bemerkbar machen. Sie brauchen für diese Übung nicht viel Platz. Vielleicht wollen Ihre Arbeitskolleginnen auch mitmachen. Zwei Minuten Schultern und Hüften strecken genügen bereits – im Idealfall machen Sie dies jede Stunde.

Und wenn Sie schon dabei sind: Lassen Sie sich von Step 7, Kreuzschritt nach hinten, inspirieren und vertreten Sie sich gewissermaßen die Füße, indem Sie jeden Fuß mal vorwärts, mal rückwärts kreuzen. Vergessen Sie dabei die kleinen Kniebeugen nicht. Das erfrischt und lässt das Blut wieder ungehindert durch die Venen fließen.

Kombination für Fortgeschrittene

Sie beherrschen jetzt bestimmt schon sehr viele Bewegungen. Lassen Sie sich aber durch die Einteilung in »Anfänger« und »Fortgeschrittene« nur nicht unter Druck setzen. Auch wenn viele Tanzlehrer/innen festlegen möchten, wie man »richtig« zu tanzen hat, dürften hierbei die Meinungen weit auseinandergehen. Ob etwas wirklich schwierig für Sie ist, können in der Tat nur Sie selbst beurteilen.

Holen Sie sich immer wieder neue Anregungen. Besorgen Sie sich beispielsweise DVDs alter und unbekannter Filme aus indischen Läden. Dort hebt man nämlich oft wahre Schätze auf. Verwenden Sie aus den Filmszenen nur die Bewegungen, die Ihnen besonders ins Auge springen. Bedenken Sie, dass die verschiedenen Sequenzen aus mehreren Zusammenschnitten entstanden sind und selbst die Profis hier nicht in einem Stück durchtanzen.

Leidenschaftliche Filmfans versuchen, die meist auf *Hindi* gesungenen Lieder nicht nur rhythmisch, sondern auch in der genauen Symbolik der indischen Körpersprache nachzuempfinden. Im Internet finden Sie gut organisierte Fanclubs, die Übersetzungen für die Filmhits liefern.

Auf einmal tanzen Sie locker und beschwingt

Ob leichte oder schwere Bewegungsabfolge – wenn Sie während des Tanzens plötzlich nicht mehr hochkonzentriert nachdenken müssen, lässt ein Glücksgefühl, das die nun endlich beherrschten Schritte, Drehungen und Posen hervorrufen, nicht mehr lange auf sich warten. Dann haben Sie für sich persönlich tatsächlich die »fortgeschrittene« Stufe erreicht.

Kraftvoll und etwas schwieriger

Für diese kleine, sehr hübsche Choreografie benötigen Sie etwas Platz, weil Sie dabei einen Weg nach vorne und zur Seite zurücklegen. Die Bewegungsabläufe sind ein bisschen schwieriger, sodass Sie schon eine recht gute Körperbeherrschung brauchen. Die Übergänge zwischen den einzelnen Grundelementen präsentieren sich dennoch sehr klar und logisch.
Mit dieser Bewegungsfolge schulen Sie Ihr Raumgefühl, Ihren Gleichgewichtssinn, Ihre Haltung und Anmut. Damit die gesamte Kombination für Außenstehende auch wirklich schön leicht und fließend wirkt, arbeiten Sie mit möglichst viel Kraft aus den Beinen und aus dem Oberkörper. Es ist wichtig, dass Sie die Zusammenhänge der miteinander verbundenen Figuren erkennen und einüben, sodass Sie gegebenenfalls spontan auf Takt- und Stimmungswechsel reagieren können.
Fortgeschrittene wissen: Bollywood-Dance ist eine ganz bestimmte Körpersprache, deren Bewegungsgrundelemente quasi dem Wortschatz und der Grammatik entsprechen. Diese wiederum sind dringend notwendig, um den sehr facettenreichen Inhalt auszudrücken. Der »Hochzeitszug« (siehe Seite 76) stellt einen selbstbewussten Auftakt dieser wirklich hinreißenden Kombination dar.

Step 1: Beginnen Sie in »Grundstellung A«. Die Beine stehen eng nebeneinander, die Hände nehmen Sie in *Anjali* vor die Brust. Führen Sie den Schritt nun sechsmal aus, während Sie bis sechs zählen. Dann zählen Sie weiter – sieben, acht – und gehen mit dem rechten Bein schließlich in die sehr selbstbewusst anmutende »Starpose« (siehe Seite 71).

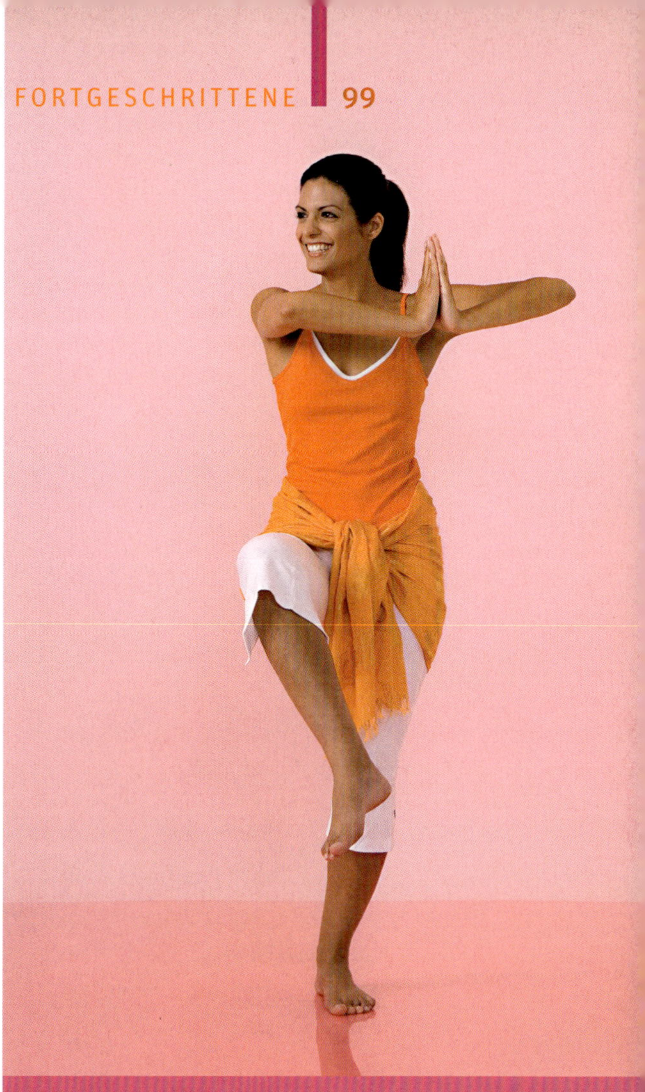

1 Hochzeitszug – erhaben und feierlich

☐ Tipp: Hier können Sie selbst ein wenig variieren, denn die Anzahl der empfohlenen Schritte und Wiederholungen stellt nur eine grobe Richtlinie dar. Nehmen Sie eine selbstbewusste Körperhaltung ein.

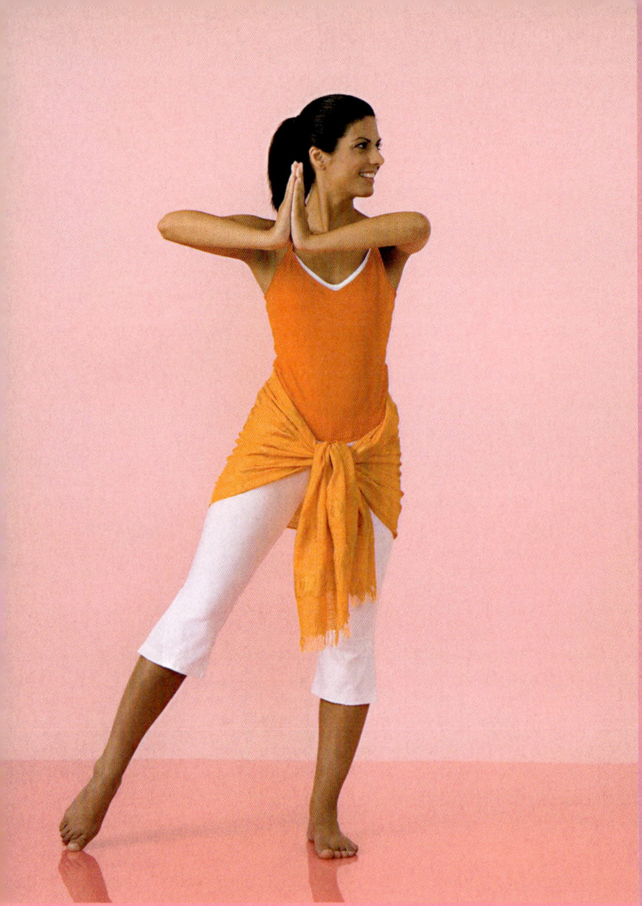

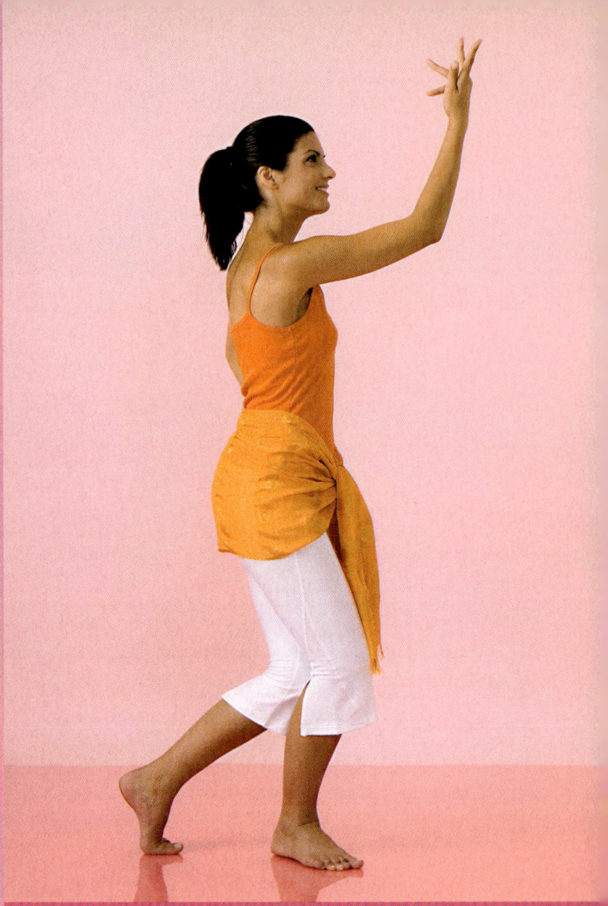

2 Starpose – selbstbewusst und majestätisch

☐ Tipp: Wenn Sie zwischendurch in der »Starpose« verweilen, rührt dieser Schritt sehr majestätisch an; Sie verbessern damit Ihre Ausstrahlung sowie Ihre Haltung.

3 Fußrolle mit erhobenem Arm

☐ Tipp: Üben Sie erst die Schritte und dann gesondert die Koordination der Handgesten. Beides zusammenzufügen ist danach ein Kinderspiel.

Step 2: Sie verharren nun für ein Weilchen in der »Starpose«. Der Unterkörper bleibt ruhig, während Sie die Aufmerksamkeit ganz auf den Oberkörper lenken, indem Sie die »Begrüßungsgeste Anjali« (siehe Seite 54) in vielfältigen Variationen mit einigen effektvollen Kopfdrehungen zeigen: Sie können die *Anjali*-Hände mal in die eine, mal in die andere Richtung um den Kopf führen, dann seitlich stehen lassen und nur den Kopf drei Mal – rechts, links, rechts – wenden.

Danach kommt wieder alles hintereinander in Fluss: Kopf und Hände gehen in die Mitte, Sie heben erneut das rechte Bein, gehen drei »Hochzeitsschritte« und begeben sich mit dem linken Bein in die »Starpose«.

Wiederholungen:

Führen Sie den oben beschriebenen Bewegungslauf mit Anjali noch einmal durch. Gehen Sie dann einen weiteren »Hochzeitsschritt« und stellen Sie wieder das rechte Bein aus (siehe Foto 2).

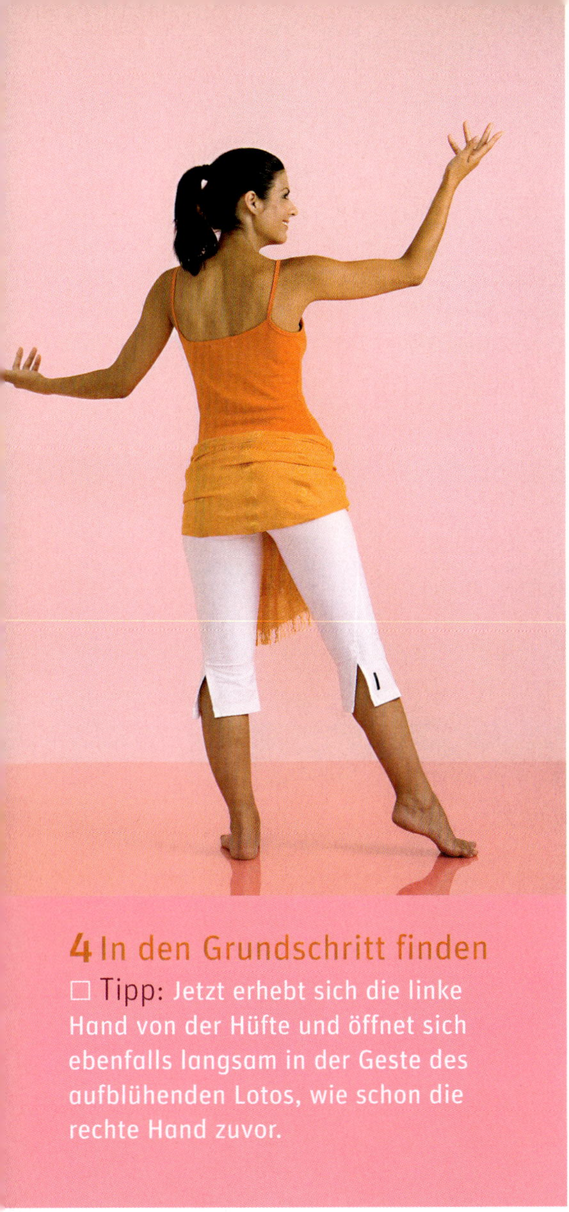

4 In den Grundschritt finden

☐ Tipp: Jetzt erhebt sich die linke Hand von der Hüfte und öffnet sich ebenfalls langsam in der Geste des aufblühenden Lotos, wie schon die rechte Hand zuvor.

Step 3: Belasten Sie jetzt den rechten Fuß, und stützen Sie die Hände entspannt und locker auf die Hüften. Sie ziehen den linken Fuß heran, kreuzen ihn hinter dem rechten, um zur »Drehung über den rollenden Fuß« (siehe Seite 80) anzusetzen. Gleichzeitig drehen Sie die rechte Hand, zuerst mit dem Zeigefinger und dann mit den nachfolgenden Fingern, wie eine Lotosblüte nach oben. Es kann hier auch hilfreich sein, wenn Sie sich das Bild eines sich öffnenden Fächers vorstellen.

Step 4: Nun ist der linke Fuß abgerollt und Sie belasten ihn. Somit kann der rechte Fuß zum Schritt ansetzen, wie auf Foto 4 zu sehen ist. Der rechte Fuß kreuzt danach den linken, Sie wenden sich erneut zum Betrachter und stehen drei *Tala* weiter rechts vom Ausgangspunkt, wieder nach vorne gerichtet. Bei jedem Hochzeitsschritt sind Sie zuvor übrigens ein *Tala* vorwärtsgekommen.

Sie dürfen diese Drehung jetzt viermal hintereinander in dieselbe Richtung fortsetzen. Hat Ihr Übungsplatz nicht die Ausmaße eines Palastes, erzielen Sie dennoch einen grandiosen Effekt, wenn Sie nur zweimal über den linken Fuß rollen und zweimal über den rechten zurück. Dann stehen Sie wieder an Ihrem ursprünglichen Ausgangspunkt in der Mitte.

Gut zu wissen:

Als Fortgeschrittene dürfen Sie sich jetzt gerne ein paar Gedanken über die Wirkung bestimmter Choreografien machen. Sie haben nun das Handwerkszeug bekommen, um mit Ihren Bewegungen gezielt einen großen Raum auszufüllen oder etwas vorauszuplanen, wenn Sie nur wenig Platz zur Verfügung haben. Bei dieser Kombi erkennen Sie, dass man durch den »Hochzeitsschritt« langsam vorwärts, durch Fußrollen-Drehungen immer weiter zur Seite gelangen kann.

Selbst in der »Starpose«, die von einem Standpunkt aus durchgeführt wird, nehmen Sie scheinbar viel Platz ein: Durch das zur einen Seite weisende Bein und den zur anderen Seite gedrehten Kopf beherrschen Sie nahezu den ganzen Raum. Durch nicht zu schnelle Drehungen sind Sie abwechselnd in allen Richtungen präsent. Bei dieser Kombination sind übrigens nur Sie allein der Star – für einen Gruppentanz ist sie nicht geeignet.

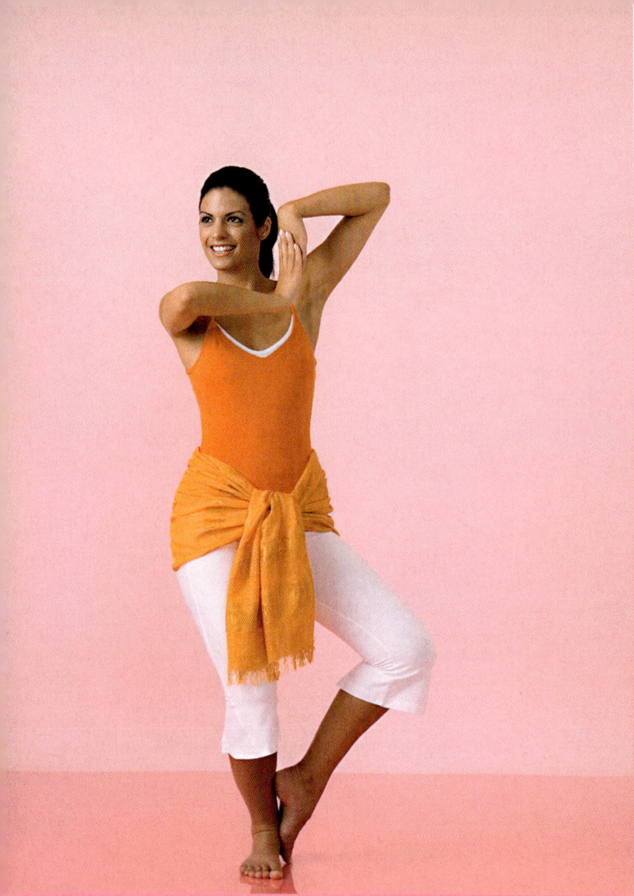

5 Rollende Acht und Bilderrahmen

☐ Tipp: Nach der Drehung gehen Sie geschmeidig und ohne Hast vorwärts, um nach einigen Schritten schließlich stehen zu bleiben.

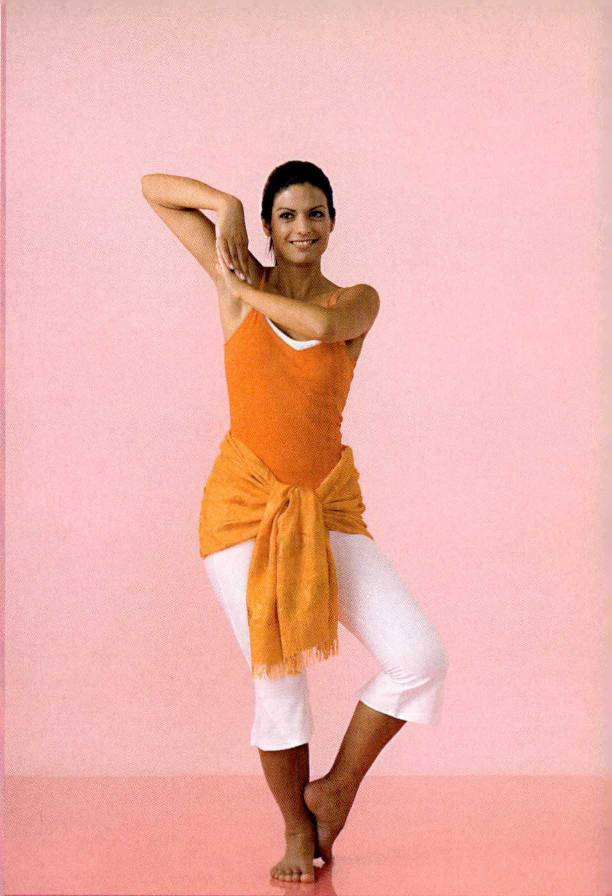

6 Fließender Bilderrahmen

☐ Tipp: Jetzt wird die Aufmerksamkeit auf die fließenden Arme rund um den Kopf gelenkt, bis diese seitlich ebenfalls ruhen.

Step 5: Auf der Mittellinie wieder angekommen, schlängeln Sie sich in der »Rollenden Acht« (siehe Seite 74) gelassen vorwärts. Verharren Sie in einer Beinpose innerhalb des Bewegungsablaufes, um nun die Hände im »Bilderrahmen« (siehe Seite 60) möglichst hingebungsvoll um den Kopf fließen zu lassen.

Step 6: Ruhen Sie auch hier zwischendurch im Bewegungsfluss der Hände und Arme, und zwar am besten seitlich. Der Körper steht nun ganz still. Sie dürfen den Kopf zur Gegenseite wenden.
Beachten Sie bitte: Die Kopfbewegung soll nicht so aussehen, als würden Sie sich hastig nach Feinden umschauen, sondern vielmehr ganz bewusst die schöne Umgebung mit allen Sinnen erfassen.
Ihr Körper bewegt sich nicht, Sie lassen sich in dieser Pose bewundern. Danach kommt wieder Bewegung in Ihren Körper: Sie setzen die Arme an den Hüften ab, stellen die Füße in »Grundstellung A« zusammen.

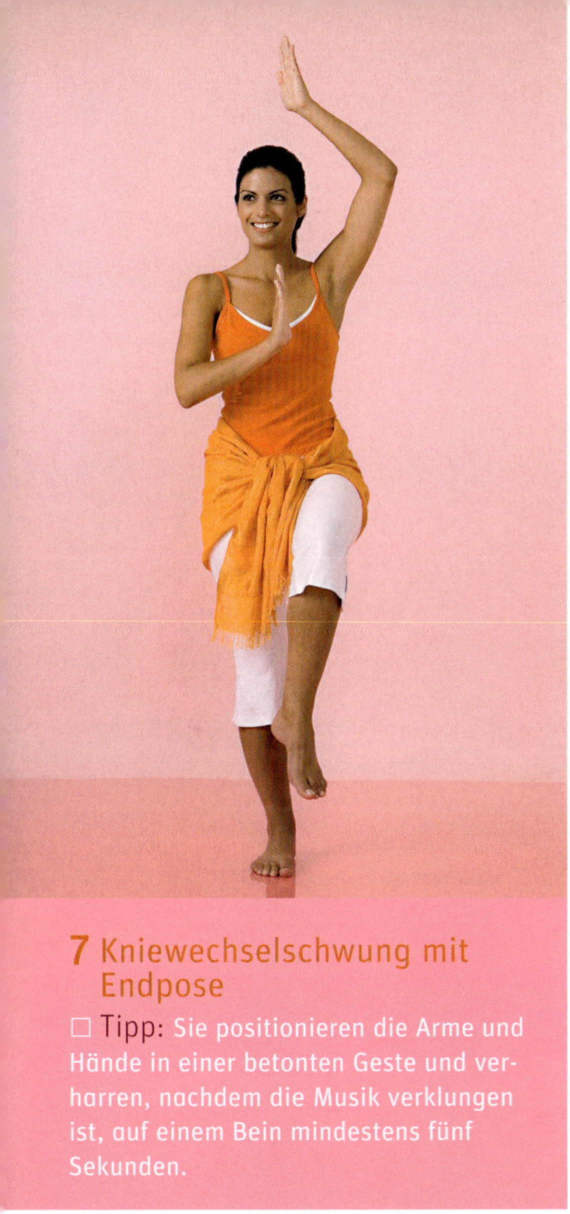

7 Kniewechselschwung mit Endpose

□ Tipp: Sie positionieren die Arme und Hände in einer betonten Geste und verharren, nachdem die Musik verklungen ist, auf einem Bein mindestens fünf Sekunden.

Step 7: Ein ziemlich temperamentvoller Kniewechselschwung (siehe Seite 32) beendet nun diese herrlich gefühlvolle Bewegungssequenz. Zunächst schwingen Sie einige Zeit in der einfachen Grundform recht flott die Beine, die Arme sind dabei in der Dreieckshaltung aufgestützt; schließlich bleiben Sie auf einem Bein stehen und legen beide Hände in *Pataka* (siehe Seite 62) vor die Körpermittelachse, die eine Hand befindet sich in Brusthöhe, die andere ist über dem Kopf.

Wiederholungen:

Step 5 und 6 eignen sich zu beliebigen Wiederholungen. Nach einiger Zeit der Übung werden Sie lautlos wie eine Schlange vorwärtsgleiten. Durch Stehenbleiben und Unterbrechen mit dem »Fließenden Bilderrahmen« können Sie die dramatische Spannung enorm erhöhen.

Gut zu wissen:

Auch Step 7, die Endpose, inspiriert zu einer weiteren fantasievollen Ausarbeitung:
Sie bleiben auf einem Bein im »Kniewechselschwung« stehen und bewegen nur die Arme. Sie wechseln die Position der Hände von unten nach oben, indem Sie zuerst die untere Hand abknicken und die Finger so formen, als ob Sie etwas fassen und dann nach oben bringen wollten. Oben klappt diese Hand wieder um und bleibt gegenüber der anderen Hand stehen. Diese andere Hand rutscht im selben Moment nach unten und bleibt genau in der Mitte über der Brust stehen. Der Wechsel ist vollzogen.
Wichtig ist nur, dass der erste Impuls, der diese ruhige und klare Pose in Bewegung bringen soll, aus den Fingern der unteren Hand kommt, wie oben beschrieben. Ganz zum Schluss endlich darf die obere Hand kurz winken – aber wirklich nur aus dem Handgelenk. Der Arm selbst bleibt ruhig.
Diese Geste wirkt recht selbstbewusst. Viel Spaß beim Weitertanzen, denn sicher lassen jetzt Ihre eigenen Ideen nicht lange auf sich warten. Seien Sie kreativ.

Kombination für Bauch, Beine und Po

Mit den sogenannten Problemzonen haben die schönen, meist schlanken und wohlproportionierten Inderinnen viel weniger Schwierigkeiten als die europäischen und amerikanischen Frauen. Und das, obwohl die Inderinnen vergleichsweise kaum Sport treiben. Aber: Sie finden täglich einen Anlass zum Tanzen!
Eine wichtige Rolle spielt zudem die Ernährung. In Indien wird sehr viel Frisches verarbeitet. Eine indische Hausfrau würde es für eine Schande halten, ein Fertiggericht aufzutischen. Neben entwässerndem Reis zu fast jeder Mahlzeit stehen Gemüse und Obst an erster Stelle. Milchprodukte, die nach Meinung mancher Ernährungswissenschaftler bei allzu reichlichem Genuss zur gefürchteten Cellulite (Orangenhaut) führen, werden sparsam verwendet. Dass Gewürze in vielfältiger Weise den Stoffwechsel und die Gesundheit beeinflussen, gehört in Indien zum Allgemeinwissen. Die Ernährung, ob rein vegetarisch oder nicht, ist sehr abwechslungsreich, sodass Mangelerscheinungen kaum möglich sind – natürlich nur, wenn ein gewisser Wohlstand herrscht.

Inderinnen dank gesunder Nahrung schön

Üppig und ein Genuss für die Sinne sollen die Speisen der Inder sein. Selbst die kalorienreichen Süßigkeiten bestehen aus gesunden Zutaten wie kalt gepressten Ölen, Nüssen und Honig. Durch diese Verbindung – effektive Bewegung und naturbelassene Ernährung – besitzen indische Frauen auch in den nicht mehr jungen und schlanken Jahren noch ein festes Bindegewebe und hübsche Proportionen.

Muskelstärkung voller Power und Spaß

Hier erwartet Sie ein Feuerwerk dynamischer Bewegungsabfolgen, die Ihnen ziemlich viel Kondition abverlangen. Durch das intensive Üben der Grundbewegungen haben Sie ja bereits Ihre Muskeln gestärkt und Ihre Beweglichkeit verbessert. Dies kommt Ihnen jetzt zugute, und Sie erhalten außerdem Ihre inzwischen erworbene Form und Fitness.
Mit dieser Kombination trainieren Sie nachhaltig und umfassend Bauch, Beine und Po, also den Bereich des Körpers, der besonders bei einer sitzenden beruflichen Tätigkeit in Mitleidenschaft gezogen wird. Zusätzlich gefordert werden Ihre Oberschenkelinnenseiten und Ihr Beckenboden; außerdem kommt Ihr Kreislauf sehr schnell in Schwung.
Bitte vergessen Sie auch vor dieser Kombination nie das Aufwärmprogramm (siehe Seite 26). Denn nur wenn Ihre Muskeln richtig warm sind, können sie verletzungsfrei und mit einem Optimum an Effektivität gestärkt werden.

Step 1: Wieder einmal bewegen Sie sich im »Kniewechselschwung« (siehe Seite 32), einer fantastischen Grundübung mit Allround-Eigenschaften. Für diese Kombination steigern Sie den Schwierigkeitsgrad allmählich, indem Sie bei jedem Hochschwung zusätzlich auf den Vorderfuß des Standbeins gehen, bis schließlich ein leichter Hüpfer entsteht. Erzwingen Sie diesen allerdings nicht, er soll sich möglichst von selbst entwickeln.
Ganz wichtig ist, dass Sie, vom Vorderfuß abrollend, ganz geschmeidig wieder auf den flachen Fuß zurückkommen, jedoch nicht hart und steifbeinig.

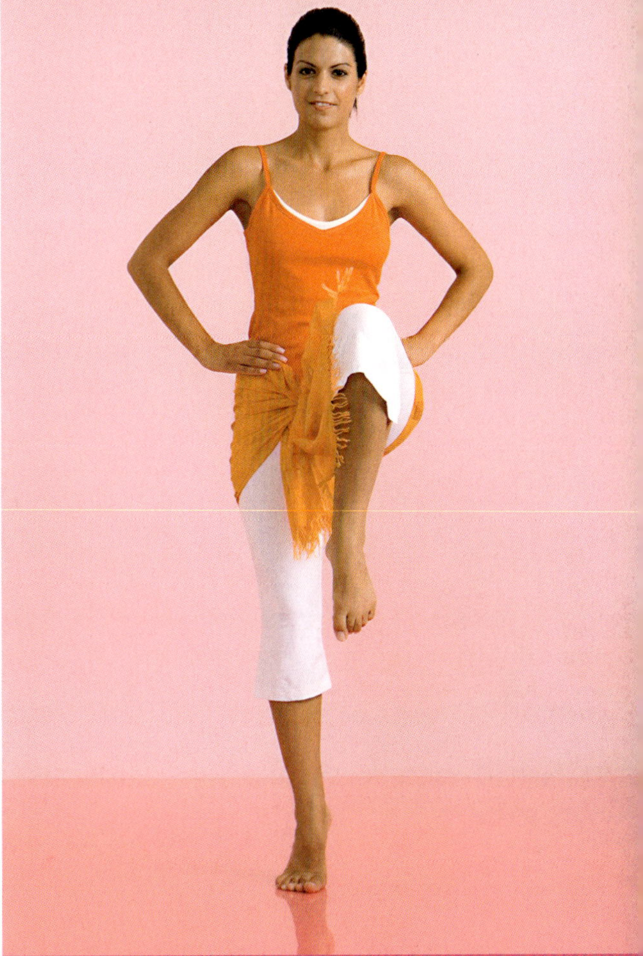

1 Kniewechselschwung mit Hüpfen

Track 13

☐ Tipp: Diese Grundbewegung ist in der Tat sehr vielseitig und bietet zahlreiche Variationsmöglichkeiten. Hier dürfen Sie sogar leicht hüpfen. Sie sollten dabei jedoch auf keinen Fall etwas erzwingen wollen.

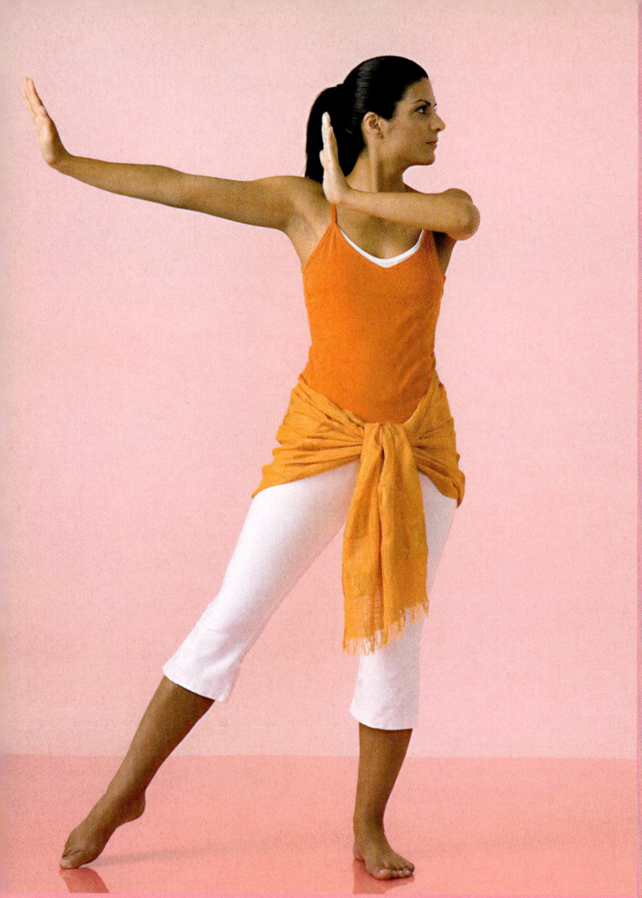

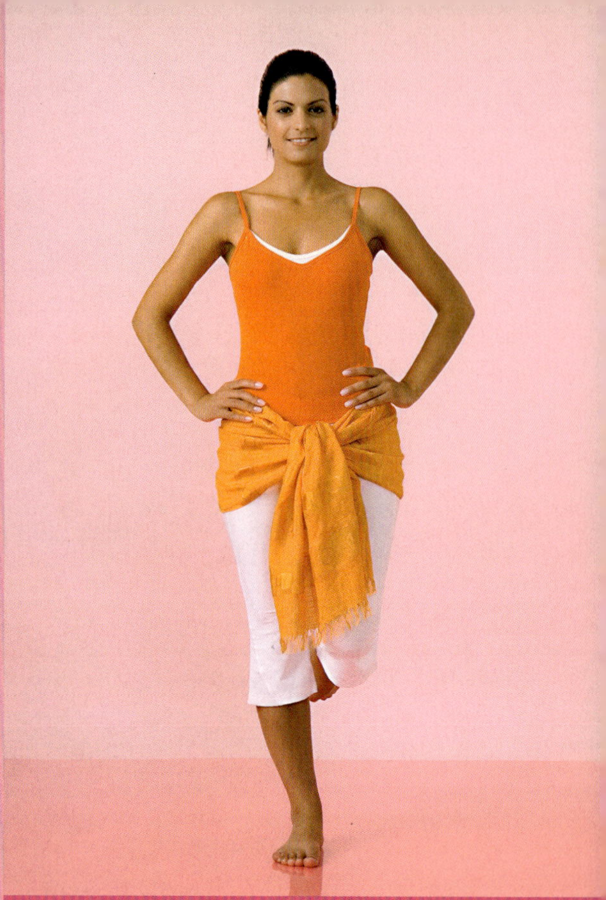

2 Starpose mit Drehung des Kopfes

Track 14

☐ Tipp: Prägen Sie sich den Ablauf zunächst langsam ein. Setzen Sie dafür erst den linken Fuß flach auf, strecken Sie dann das rechte Bein aus.

3 Schwingender Ausfallschritt

Track 15

☐ Tipp: Ihr Unterschenkel beugt sich nach hinten und holt recht schwungvoll aus, bevor sich das ganze Bein und der Fuß strecken.

Step 2: Beim »Kniewechselschwung« (Step 1) haben Sie nun erst einmal den Körper gelockert. Jetzt tut es richtig gut, ihn in der »Starpose« (siehe Seite 71), die durch die seitliche Armpose und die Drehung des Kopfes zur Gegenseite erst richtig komplett wird, kurz zu strecken.

Der Übergang erfolgt, dem flotten Tempo des Workouts entsprechend, ohne große Überlegungen: Das linke Bein setzt nach dem Hochschwung auf. Währenddessen schwingt der rechte Oberschenkel hoch, und das rechte Bein streckt sich zur Seite. Der linke Fuß und die Fußspitzen des rechten Fußes kommen gleichzeitig auf dem Boden auf. Sie haben einen kleinen Sprung vollzogen.

Wenn Sie das ein wenig geübt haben, gehen Sie während des Sprungs (oder während der langsamen Variante) gleichzeitig in die Armpose. Die Kopfdrehung folgt unmittelbar, jedoch ohne Hast, nach. Nehmen Sie bewusst Ihre Hände wahr und korrigieren Sie eventuell die *Pataka*-Handstellung.

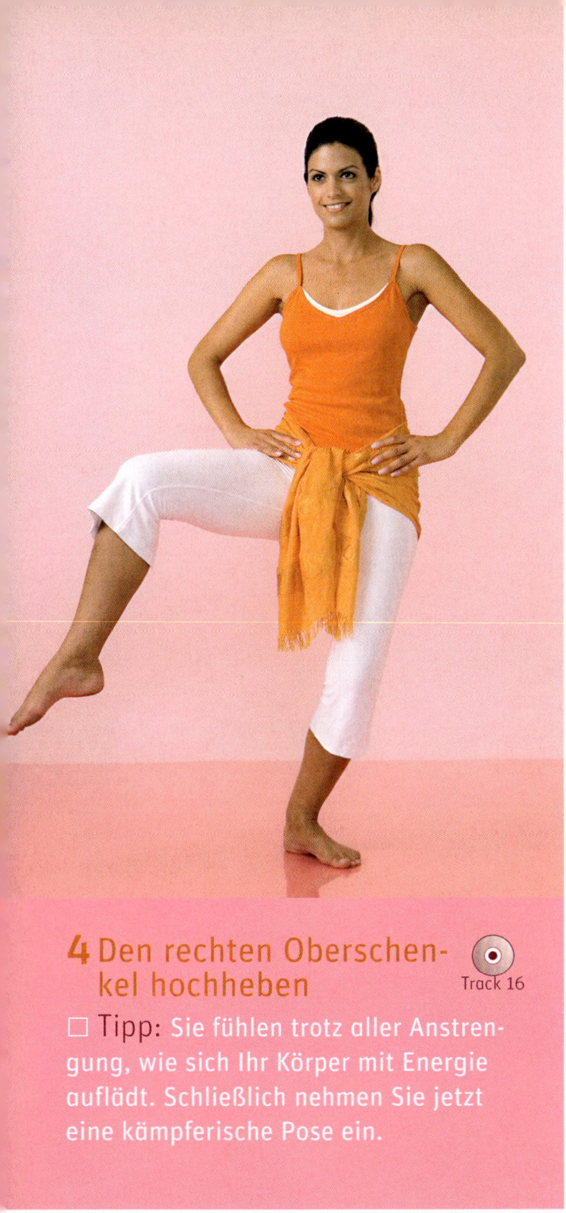

4 Den rechten Oberschenkel hochheben

Track 16

☐ Tipp: Sie fühlen trotz aller Anstrengung, wie sich Ihr Körper mit Energie auflädt. Schließlich nehmen Sie jetzt eine kämpferische Pose ein.

Wiederholungen:

Es empfiehlt sich, mit dem rechten Bein zu beginnen und bei jedem Hochschwung einen Taktschlag mitzuzählen. Bei »sechs« ist das linke Bein oben, bei »sieben« führen Sie den Sprung wie oben beschrieben aus, bei »acht« verharren Sie in der Pose.

Denselben Bewegungsablauf machen Sie nun zur anderen Seite: Auf »eins« setzen Sie den rechten Fuß wieder flach neben dem Standbein auf, bei »zwei« schwingt das linke Bein hoch, bei »sechs« ist diesmal das rechte Bein oben, und der Sprung in die Starpose vollzieht sich bei »sieben« zur anderen Seite. Bei »acht« machen Sie wieder eine Pause in der Bewegung, nur die Kopfdrehung ist jetzt erlaubt.

Es dauert nicht lange, bis diese Regelmäßigkeit Routine geworden ist. Wenn Sie diese Verbindung – »Kniewechselschwung« und »Starpose« – in sehr schnellem Wechsel tanzen, verbleiben Sie einfach in der Dreiecksarmhaltung und heben sich die große Pose für den Schluss auf. Insgesamt dürfen Sie mindestens viermal auf jeder Seite in die Starpose gehen.

Step 3: Gehen Sie jetzt in den »Schwingenden Ausfallschritt« (siehe Seite 51) über. Diesen machen Sie nun auf jeder Seite achtmal.

Step 4: Heben Sie ein Bein – auf Foto 4 ist es das rechte – aus dem Oberschenkel zur Seite. Diesmal aber langsam und vorsichtig, denn Sie setzen zur »Grundhaltung B« an, die mit einer starken Dehnung verbunden ist; das rechte Knie zeigt etwas nach außen, gleichzeitig beugen Sie das Standbein. Dann setzen Sie mit dem rechten Fuß auf und verlagern das Gewicht darauf; rechts gehen Sie elastisch in die Knie, während Sie nun das linke Bein weit öffnen und anheben.

Wiederholungen:

Verlagern Sie das Gewicht von links nach rechts im Wechsel, insgesamt viermal auf jede Seite. Achtung: Fällt Ihnen die Auswärtsstellung der Beine schwer, darf das jeweilige Bein auch gerade aufsetzen. Die Grätschstellung jedoch bleibt.

Step 5: Auf Foto 5 ruht das Gewicht auf dem rechten Bein. Bevor Sie Ihr Gewicht wieder auf die andere Seite verlagern, tippen Sie schnell viermal hintereinander mit dem linken Vorderfuß auf den Boden auf. Heben Sie dabei jedes Mal vorher den Oberschenkel so hoch wie möglich.

Falls Sie dabei die »Grundhaltung B« nicht exakt einhalten können, darf das Standbein auch in der geraden Haltung, bei der das Knie nach vorne zeigt, stehen. Lediglich das aktive Bein öffnet sich nach wie vor weit aus dem Oberschenkel.

Wiederholungen:

Das viermalige Auftippen auf jeder Seite wird insgesamt achtmal durchgeführt.

Step 6: Nun begeben Sie sich in »Grundstellung B« und bleiben dort. Auch hier dürfen Ihre Beine wieder parallel zueinander sein. Da Sie aber lediglich in dieser Position stehen bleiben müssen, gelingt gewiss eine leichte Variante der »Grundstellung B« (siehe Seite 30). Die Arme gehen in die »Himmel-Pose« (siehe Seite 57). Es wäre schön, wenn Sie es schaffen würden, dass eine gedachte Linie vom Ellbogen zum Knie genau eine Senkrechte bildet (siehe Foto 6).

Gehen Sie mit dem Becken sanft federnd mehrmals hintereinander etwas tiefer, so als wollten Sie sich hinsetzen. Nach viermaligem Federn in der »Himmel-Pose« wechseln Sie in die »Erde-Pose« und wippen ebenfalls viermal nach.

Wiederholungen:

Führen Sie »Himmel und Erde« noch einmal aus, das heißt viermaliges Nachfedern bei »Himmel«, viermaliges Nachfedern bei »Erde«. Wenn Ihnen diese Sequenz guttut, dürfen Sie sie auch noch öfter wiederholen.

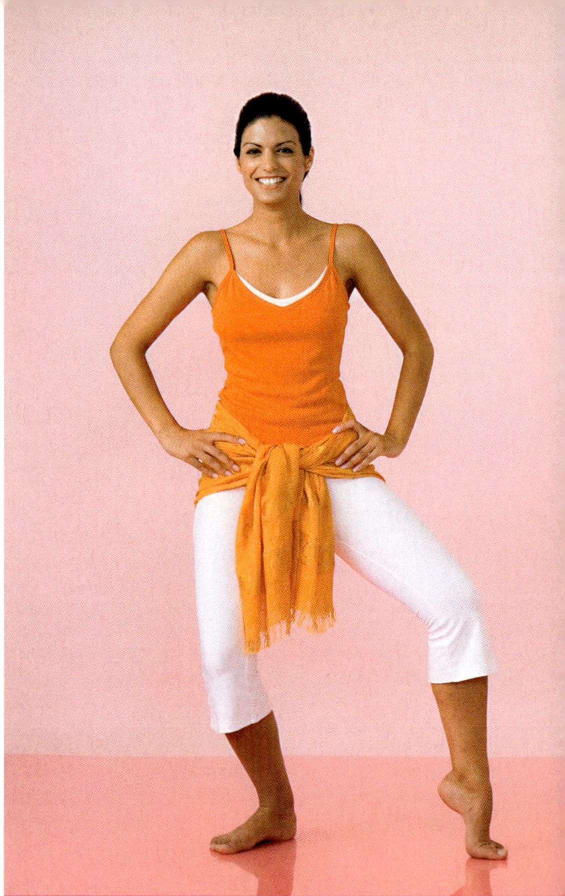

5 Auftippen mit dem Vorderfuß in schneller Folge

Track 17

□ Tipp: Als Vorübung eignet sich der »Kniewechselschwung nach außen« (siehe Seite 33) sehr gut; Ihr Körper sollte dabei jedoch nicht schwanken.

Step 7: Nach der »Erde-Pose« nehmen Sie die Hände langsam hoch und kreuzen sie an den Handgelenken. Ihre Handflächen liegen nun verschränkt aufeinander. Jetzt viermal im Becken nachdehnen und einige Augenblicke möglichst ruhig in der Endpose verharren.

Gut zu wissen:

Wenn Sie wollen, können Sie aus diesem letzten Step auch eine hochwirksame Entspan-

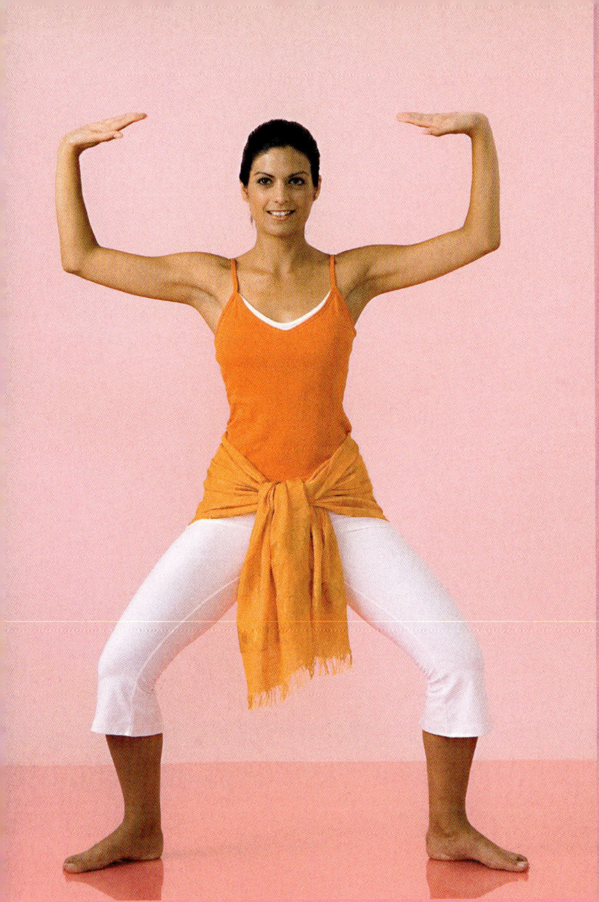

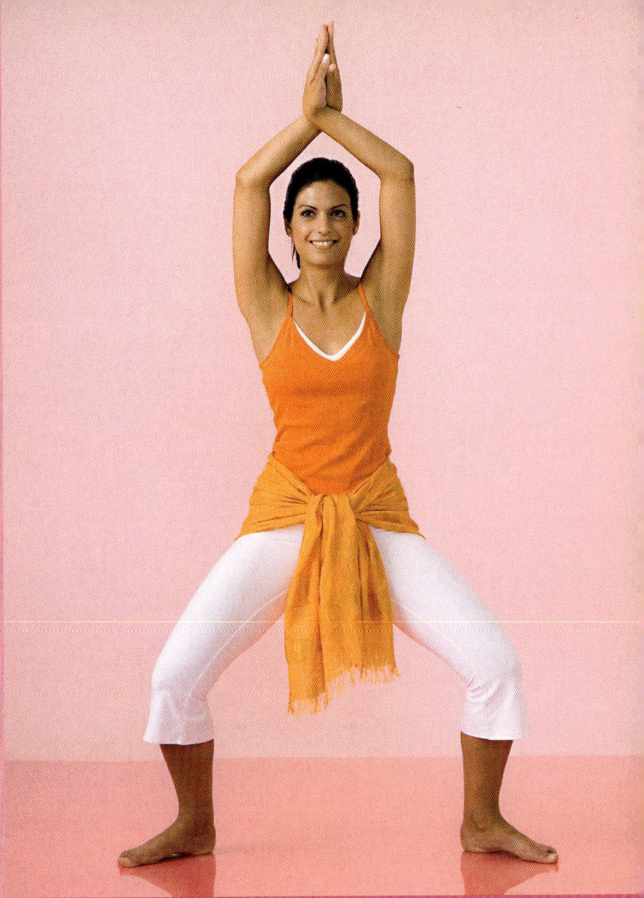

6 Federnde Himmel- und Erde-Pose

Track 18

☐ Tipp: Die sanft federnde Bewegung kommt aus dem Becken, nicht aus den Knien; sie darf aber keinesfalls ruckartig sein.

7 Endpose mit Pataka-Händen

Track 19

☐ Tipp: Die verschränkten Hände befinden sich genau über dem Kopf und wirken wie eine Kerzenflamme. Die Handflächen drücken leicht gegeneinander.

nungsübung machen. Bleiben Sie dafür so lange wie möglich stehen, atmen Sie langsam und tief, heben und senken Sie dabei den Unterbauch. Beim Ausatmen ziehen Sie den Beckenboden ein, beim Einatmen dehnt er sich wieder aus.

Heben Sie die Fersen ein wenig vom Boden ab, und gehen Sie etwas tiefer. Dadurch erhöht sich die Muskelspannung im ganzen Körper. Die tiefe, regelmäßige Atmung sorgt dafür, dass auch die feinsten Muskelfasern gut durchblutet werden. Sie können außerdem eine hochwirksame isometrische Übung mit den verschränkten Händen ausführen, indem Sie die Handflächen mehrmals fest gegeneinanderpressen. Damit kräftigen Sie den Schultergürtel. Diese Übung bildet den perfekten Abschluss Ihres Trainings.

Kombination zum Mittanzen

Für diese Kombination werden Sie viele Mittänzer gewinnen, denn sie sprüht vor Lebenslust und bringt das neue Bollywood-Feeling besonders überzeugend rüber. Vor allem hat sie bei aller Power einen relativ niedrigen Schwierigkeitsgrad. Sämtliche Bewegungen sind energiegeladen, sie sorgen für eine geschmeidige Muskulatur, verbessern die Körperspannung und richten die Haltung auf.
Wenn Sie die Schritte, Drehungen und Gesten gut beherrschen, können Sie sie auch einmal als Aufwärmprogramm einsetzen. Dieses ist immer dann Pflicht, wenn die folgenden Bewegungen starke Dehnungen, beispielsweise aus der »Grundstellung B« heraus, erfordern.
Viel Spaß bringt es, wenn Sie diese »Bollywood-Kombi«, bei der Sie von Kopf bis Fuß Körpereinsatz zeigen müssen, ganz spontan auf einer Party präsentieren. Damit werden Sie schnell zum Mittelpunkt und verführen die anderen Gäste bestimmt zum Mittanzen.

Die ganz spezielle Bollywood-Körpersprache

Nach kurzer Zeit inspirieren Sie sich dann bestimmt gegenseitig zu neuen Schritt-Kreationen, verrückten Gangarten, Drehungen und Posen. Ohne es zu merken, unterhalten und amüsieren sich plötzlich alle Partygäste in der Sprache des Bollywood-Tanzes. Wundern Sie sich nicht, wenn die Stimmung immer ausgelassener und die Bewegungen immer lockerer, ekstatischer und wilder werden. Selbst der größte Partymuffel hält es dann plötzlich auf seinem Stuhl nicht mehr aus, wie magisch zieht es ihn auf die Tanzfläche.

Hinreißende Figuren zum Mittanzen

Die Figuren dieser Kombination sind nicht – oder erst recht! – für Schüchterne geeignet. Denn sie helfen jedem, so richtig aus sich herauszugehen. Man möge sich nämlich stets vor Augen halten, dass der Bollywood-Dance zwar, äußerlich gesehen, ein ästhetisches Kunstwerk sein kann, es aber auch darum geht, auf den anderen zuzugehen und sich zu öffnen, ohne sich ständig fragen zu müssen, wie man dabei wirkt. Gesten wie etwa das »Heben und Senken der Augenbrauen« oder das »Darbieten der Hände« erfordern zwar keine besonderen körperlichen Voraussetzungen, aber sie werden dennoch als sehr schwierig empfunden, weil dafür erst einmal eine gewisse psychische Hemmschwelle überwunden werden muss. Sie können gelegentlich ein paar *Mudras* (siehe Seite 62) einüben. Abstrakt wirkende Gesten, die nicht jeder versteht, sind ein gutes Mittel, um Hemmungen langsam zu überwinden.

Step 1: In »Grundstellung A« heben Sie einen Oberschenkel so hoch wie möglich; bleiben Sie auf einem Bein stehen, strecken Sie die Arme durch, winkeln Sie die Hände an und bewegen Sie die Schultern kräftig auf und ab, ohne dabei die Ellbogen mitzunehmen. In Kürze sind Ihre Schultern warm und locker. Zusätzlich können Sie zwischendurch die Augenbrauen heben und senken. Das entspannt nicht nur Ihre Gesichtsmuskeln, sondern Sie werden auch psychische Verkrampfungen los.

Wiederholungen:

Zählen Sie das Heben der Schultern sowie das Zucken der Augenbrauen nicht mit, führen Sie es so lange aus, wie es Ihnen gut tut.

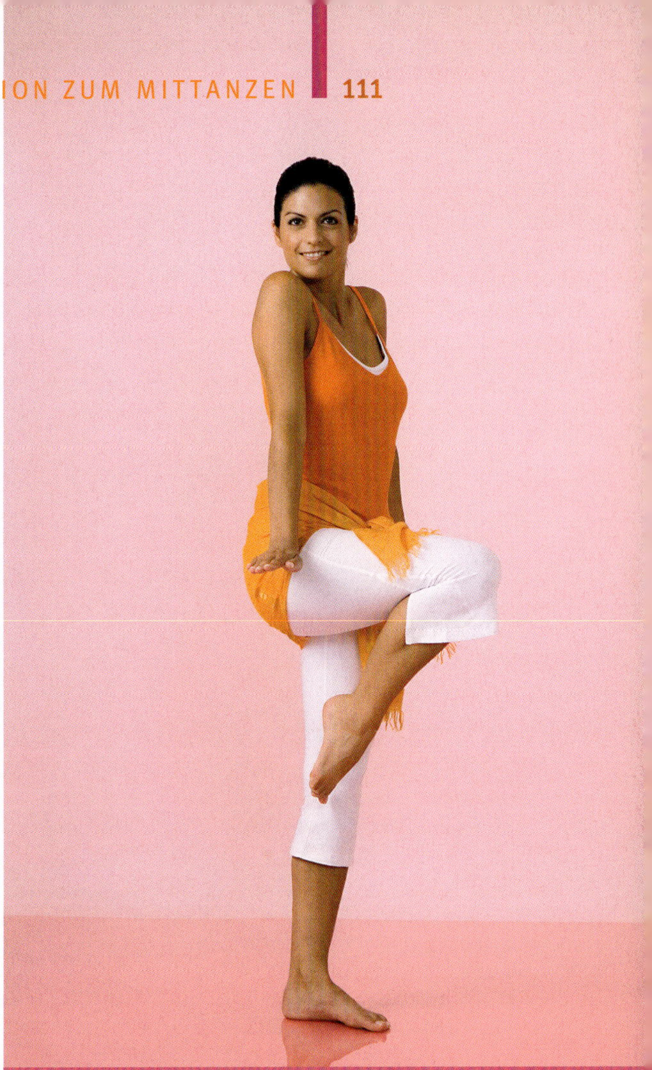

1 Schulterzucken auf einem Bein

☐ Tipp: Diese erste Bewegungseinheit ist der freche Auftakt zu weiteren interessanten Figuren, die alle Menschen in Ihrem Umfeld faszinieren werden. Lassen Sie dabei unbedingt die Arme durchgestreckt und die Hände nach außen gebogen.

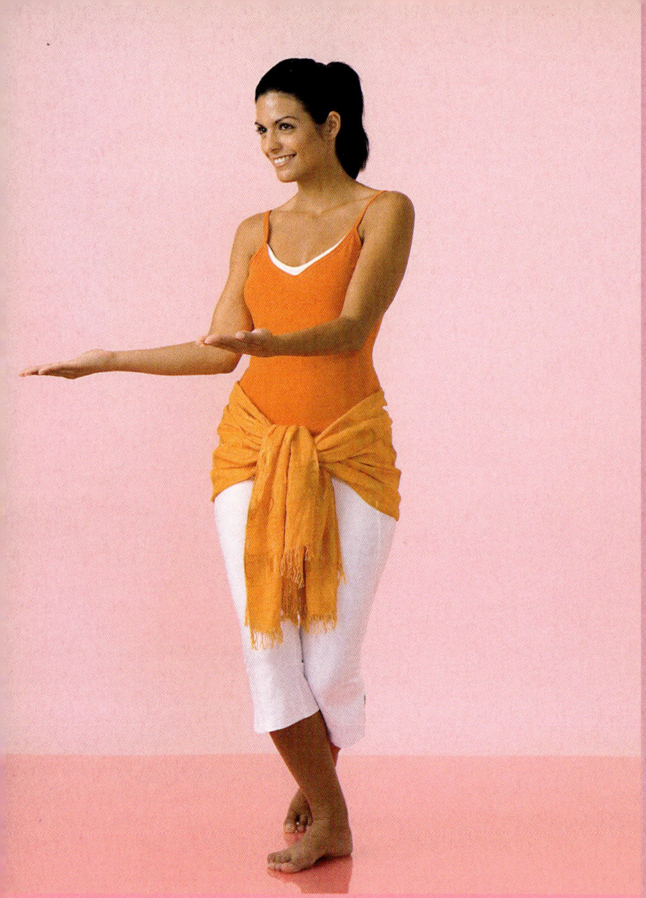

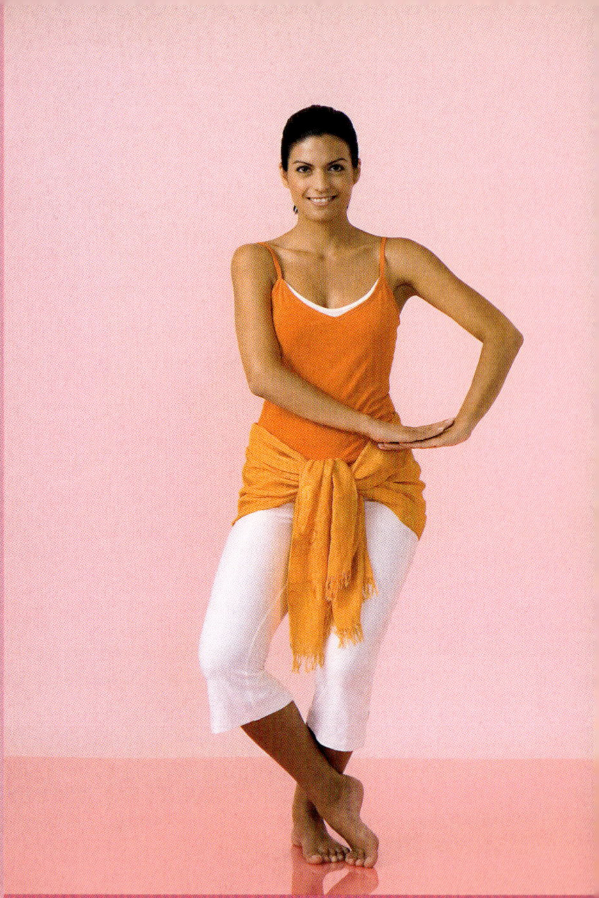

2 Diagonaler Kreuzschritt nach vorne

☐ Tipp: Bei dieser Geste des Sich-Öffnens sollten Sie stets darauf achten, dass sich Ihr Körper nach rechts oder nach links dreht.

3 Diagonaler Kreuzschritt nach hinten

☐ Tipp: Nach dem Schritt machen Sie wieder eine sanfte Kniebeuge, die Knie zeigen dabei nach außen. Das schont Sehen und Bänder.

Step 2: Bewegen Sie sich im »Diagonalen Kreuzschritt« (siehe Seite 46) zunächst nach vorne, auf dem Foto geschieht das nach rechts. Zeigen Sie beim Schritt nach vorne Ihre Handflächen, so als ob Sie etwas anzubieten hätten.

Step 3: Nehmen Sie während des Zurückgehens die Hände zurück, legen Sie sie über der linken Hüfte aufeinander, so als hätten Sie etwas aufzubewahren. Strecken Sie die Hände ganz durch.

Zu zweit tanzen:

Der »Diagonale Kreuzschritt« eignet sich übrigens bestens, um eine kleine Choreografie mit einer Freundin aufzuführen. Sie steht im Abstand von sieben Tala neben Ihnen. Sie sind beide nach vorne gewandt. Führen Sie nun den Schritt zweimal nach rechts vorne und wieder zurück aus, Ihre Freundin geht nach links vorne. Dann drehen Sie sich beide um und wiederholen das Ganze. Während Sie sich nun nach links richten, wendet sich Ihre Partnerin nach rechts.

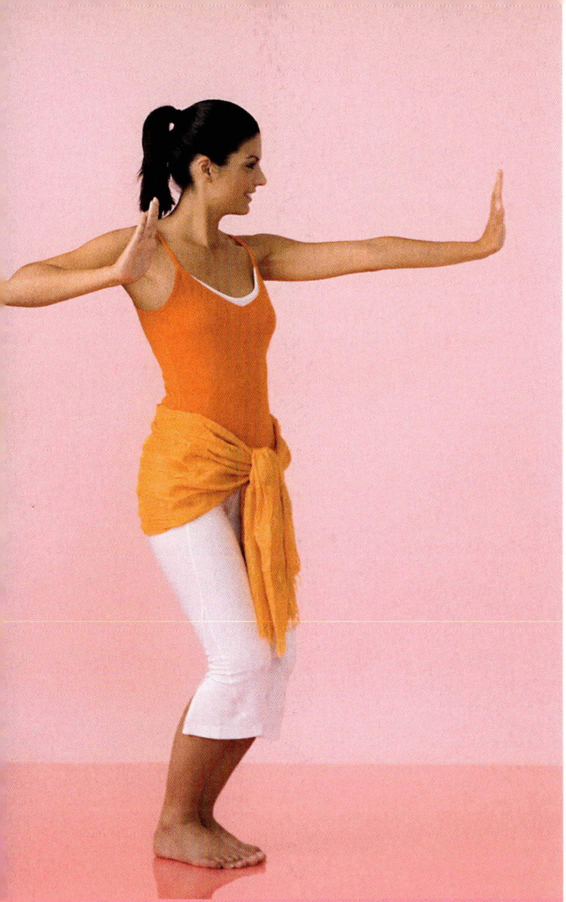

4 Pfeil und Bogen – präzise und kraftvoll

□ Tipp: Diese Bewegung stammt aus den früheren Kampf- und Jagdposen. Sie lockert Ihre Wirbelsäule und schult Ihre Koordinationsfähigkeit.

Wiederholungen:

Sie führen den »Diagonalen Kreuzschritt nach vorne und hinten« viermal durch. Dann gehen Sie fünfmal am Platz im »Grundschritt« hin und her. Das ist ein wirkungsvolles Zwischenglied. Die übereinandergelegten Hände betonen die jeweilige Seite der Schrittrichtung. Dasselbe Schrittmuster führen Sie auch zur anderen Seite viermal aus: Der linke Fuß schreitet diagonal vor, der rechte Vorderfuß kreuzt hinten, der rechte Fuß geht zurück, der linke kreuzt vorne.

Step 4: Zeigen Sie sich von der Seite und führen Sie achtmal »Pfeil und Bogen« (siehe Seite 59) aus. Drehen Sie sich dann zur anderen Seite und wiederholen Sie diese Abfolge. Diese Bewegungseinheit ist zwar für Ihren Körper sehr gesund, jedoch für so manchen Mittänzer oder Zuschauer eher gefährlich: Er wird sich aufgrund der »abgeschossenen Pfeile« ergeben müssen.

Zu zweit tanzen:

Es ist sehr wirkungsvoll, wenn Sie Ihrer Tanzpartnerin zunächst den Rücken zeigen und danach ihr zugewandt »Pfeil und Bogen« ausführen. Reichen die sieben Tala Abstand nicht, so gehen Sie zwanglos etwas zurück. Ein raffiniertes Bild ergibt sich aber, wenn Sie sich nahe gegenüberstehen, jedoch zwei Tala seitlich versetzt, sodass vier Arme aneinander vorbeiziehen. Dabei dürfen die Arme durchaus ihr ganz individuelles Tempo beibehalten. Machen Sie beispielsweise eine Pause, muss Ihre Freundin diese nicht einhalten. Sie sollten sich nur absprechen, wann Sie gleichzeitig in die nächste Figur gehen.

Gut zu wissen:

Wenn Sie erst einmal auf den Geschmack gekommen sind, werden Sie vor Ideen nur so sprühen. Die Faustregel für das Tanzen zu zweit oder auch zu mehreren lautet: Jede Bewegungseinheit, die vom Standpunkt wegführt, lässt sich zu einem Muster mit dem Gegenüber stricken.

Aber auch mit statischen Figuren wie etwa dem »Kniewechselschwung« können Sie sich vorwärtsbewegen, indem Sie bei jedem Aufsetzen etwas vorgehen. Das sieht z. B. interessant aus, wenn Sie sich als Dreiergruppe jeweils an den Spitzen eines gedachten Dreiecks aufstellen, das sich dann langsam nach vorne bewegt.

Step 5: Schließen Sie nun eine »Drehung aus der Rumpfbeuge« (siehe Seite 82) an. Beginnen Sie dabei mit dem linken Fuß. Wenn Sie also bei »Pfeil und Bogen« (Step 4) nach Osten geblickt haben, drehen Sie sich jetzt links herum, das heißt von Osten über den Norden, dann nach Westen und schließlich Süden.
Falls Sie keine Drehung machen wollen, lassen Sie diese Figur einfach weg.

Step 6: Vier Tempelschritte (siehe Seite 77) nach Osten schließen sich problemlos an, und dann machen Sie vier Tempelschritte wieder zurück nach Westen. Neigen Sie dabei den Rumpf weit zur Seite.

Step 7: Beenden Sie Ihren kleinen Tanz mit *Anjali*-Händen (siehe Seite 54) über dem Kopf, das heißt, Sie grüßen die Götter. Als ein solcher darf sich Ihr Gegenüber ruhig fühlen. Schwingen Sie mit erhobenen Händen achtmal die Beine flott im Wechsel, diesmal jedoch leicht gekreuzt über dem Standbein wie auf Foto 7. Der Fuß berührt dabei den Boden nicht. Bei jedem Schwung erhebt sich auch das Standbein auf den Vorderfuß. Bleiben Sie schließlich ein paar Augenblicke auf einem Bein möglichst stehen.

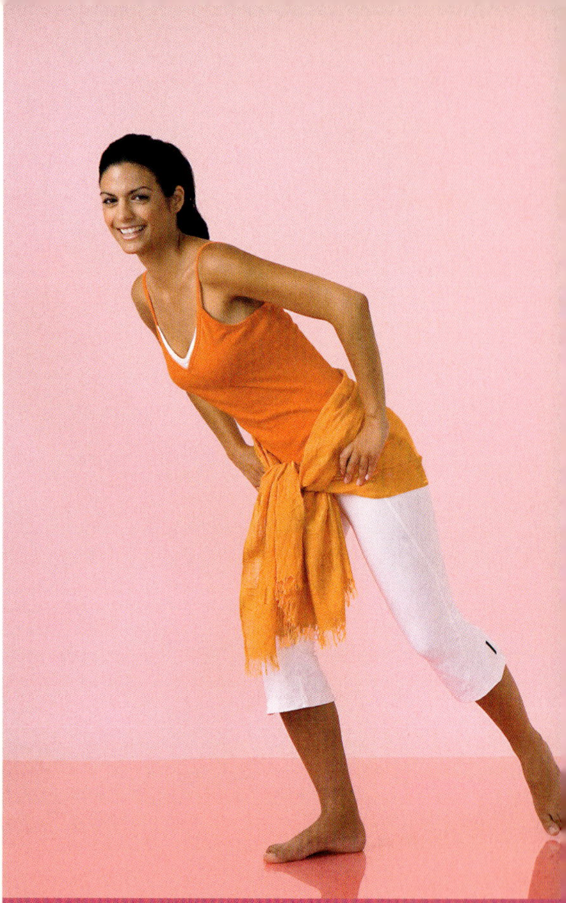

5 Drehung aus der Rumpfbeuge

☐ Tipp: Hiermit flechten Sie eine weitere traditionelle Bewegung ein, die voller Vitalität steckt. Sie verlangt einen kerzengeraden Rücken.

Wiederholungen:

Tanzen Sie die gesamte Kombination so oft und so lange Sie wollen. Die Reihenfolge dürfen Sie natürlich auch freier gestalten. Wahrscheinlich fallen Ihnen noch weitere Grundbewegungen ein, die Sie nach Belieben hineinmischen können.

Zum »Schulterzucken auf einem Bein« (Step 1) passt beispielsweise gut der »Kniewechselschwung« (siehe Seite 32). An Stellen, wo vom Rhythmus her der »Diagonale Kreuzschritt« passt, können Sie auch im vereinfachten Schema überall hingehen und dabei einen Fuß kreuzen: Sie gehen also mit dem einen Fuß einen Schritt vorwärts, mit dem anderen kreuzen Sie hinten; dann kommt der hintere Fuß vor, und mit dem ersten Fuß kreuzen Sie hinten und so weiter. Selbstverständlich können Sie auch gehen und mit dem zweiten Schritt immer vorne kreuzen. Auch wenn Sie diese Kombination ein wenig abgewandelt haben, können Sie sie mit der Schlusspose (Step 7) und den Anjali-Händen beenden.

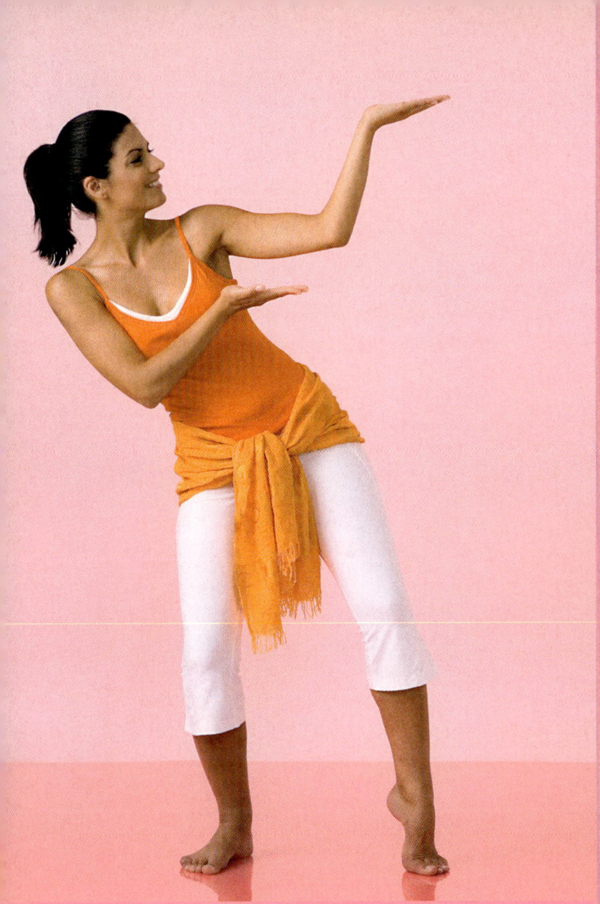

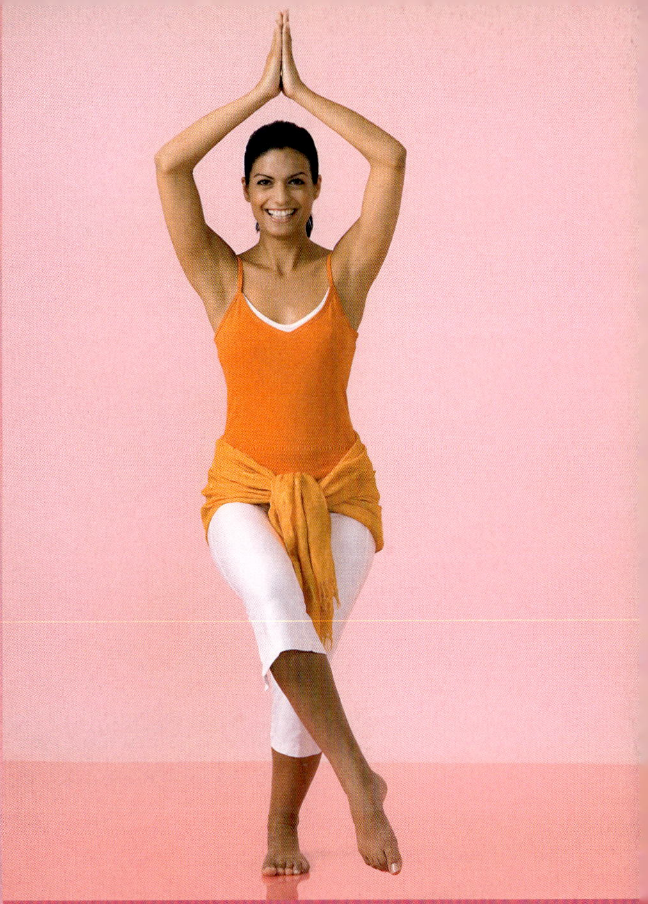

6 Vier Tempelschritte nach rechts und links

□ Tipp: Dieser Schritt macht Ihre Hüften wunderbar geschmeidig; er schult ebenso wie »Pfeil und Bogen« Ihr Koordinationsvermögen.

7 Beine schwingen und Anjali-Hände

□ Tipp: Am Schluss verweilen Sie noch ein wenig auf einem Bein; Ihre Handflächen sind in Anjali über dem Kopf aneinandergepresst.

Gut zu wissen:

Herausgelöst aus dieser Kombination können Sie den Tempelschritt noch vielseitig ausnützen. Besonders auf Ihrer Party wird er Laune machen!

Wie wäre es, wenn Sie mit Ihren Freundinnen so lange üben würden, bis Sie ein kleines Messing-Tablett mit Früchten sicher auf jeder Hand balancieren könnten? Ziehen Sie so in den Raum, wird der Applaus groß sein. Gut vorgeplant können Sie zwei Gruppen aufteilen, wobei die eine nach links schreitet, die andere nach rechts und schließlich den Gästen das Obst darreicht.

Mimt einer Ihrer Männer dann noch den Maharadscha, bekommt Ihre Vorführung fast schon Tanztheater-Qualität. Sind Ihre Tabletts verteilt, so passt dann wieder Step 7 mit der Grußgeste für Götter. Diesmal aber stellt dieser Step nicht die Endpose dar, sondern Sie dürfen ausgelassen im Wechsel die Beine kreuzen und weitertanzen. Halten Sie dabei den Oberkörper ruhig, lassen Sie die ganze Energie in die Beine fließen.

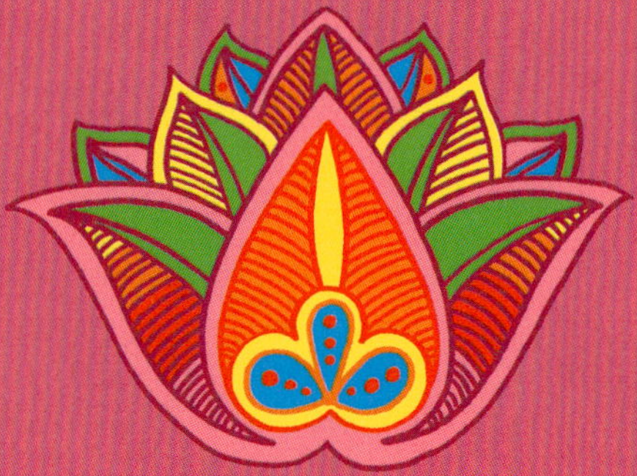

Special Bollywood-Träume

Track 20

Dieser kleine Tanz ist gar nicht so schwer wie Sie vielleicht meinen. Und vor allem hat er einen wunderbaren Effekt: Er fördert Ihre Anmut, Ihre Schönheit und Ihre Gelenkigkeit, ganz besonders dann, wenn Sie ihn immer wieder üben. Die Bewegungen bezaubern durch weiche, weibliche Abläufe, die Ihnen so ganz nebenbei zu einer geschmeidigen, schlanken Taille verhelfen. Ihre Bewegungen im Alltag werden viel graziöser, Ihre Koordination und Motorik verbessern sich.

Aber in erster Linie sollen Sie hier ein wenig zum Träumen verführt werden und andere mit Ihrer Stimmung mitreißen. Fühlen Sie sich so souverän wie eine indische Göttin! Die folgenden Bewegungselemente passen gut zu emotionsgeladenen Liedern, geprägt von dynamischen Rhythmen, mit eingängigen Melodien, die am besten von einer weiblichen Stimme gesungen werden sollten. Jaspinder Narula beispielsweise besitzt die nicht zu hohe, rauchige Stimme der »gefährlichen Frau«. Die »edlen« Frauenstimmen befinden sich eher in himmlischen Tonlagen jenseits des »hohen C« und haben auch ihre Fans.

Am Schluss in einer Pose verweilen

Beachten Sie die jeweiligen Strophen-Enden, und genießen Sie am Schluss das Verharren in einer stolzen Pose. Man wird Ihnen dann zu Füßen liegen! Möglicherweise spornt Sie auch diese kleine Choreografie nach einer Weile dazu an, selbstständig weitere Bewegungsbausteine einzufügen. In diesem Buch haben Sie ja bereits einige kennengelernt. Diesen Tanz können Sie auch mithilfe der beiliegenden CD einüben.

Ein leidenschaftlich getanzter Traum

1 Hüftschwung aus dem Grundschritt

Tipp: Stimmen Sie sich zunächst ganz lässig mit dem Grundschritt ein (siehe Seite 45). Erinnern Sie sich? Den Unterschenkel – nicht das ganze Bein – zuerst nach hinten beugen und dann den Fuß seitlich, zweieinhalb Tala weit, aufsetzen; auch beim zweiten Bein beugen Sie zuerst den Unterschenkel und setzen dann den Vorderfuß neben dem ersten Fuß auf. Gleichzeitig winkeln Sie beide Knie leicht an, Sie gehen etwas ins Plié.

So geht's: Grundschritt rechts – tepp, links – tepp, auf jeder Seite viermal, also insgesamt achtmal. Danach schwingen Sie rechts die Hüfte von unten nach oben und lösen aus der Dreiecks-Armhaltung die rechte Hand, die mit der Fläche nach oben in Pataka (siehe Seite 62) zeigt, so als wollten Sie einen Teller balancieren. Mit jedem Hüftschwung geht die Hand der gleichen Seite ein wenig nach oben mit. Achten Sie darauf, dass Sie »den Teller nicht fallen lassen«.

Wenn Sie mitgezählt haben, dann sind Sie beim Grundschritt auf »acht« gekommen, bei den Hüftschwüngen wechseln Sie schon nach »vier«, verbunden mit einem Grundschritt auf die andere Seite. Während einer Takteinheit haben Sie die Hüfte einmal hinunter, einmal hinauf bewegt. Die Hüftbewegungen sind schneller als der Grundschritt.

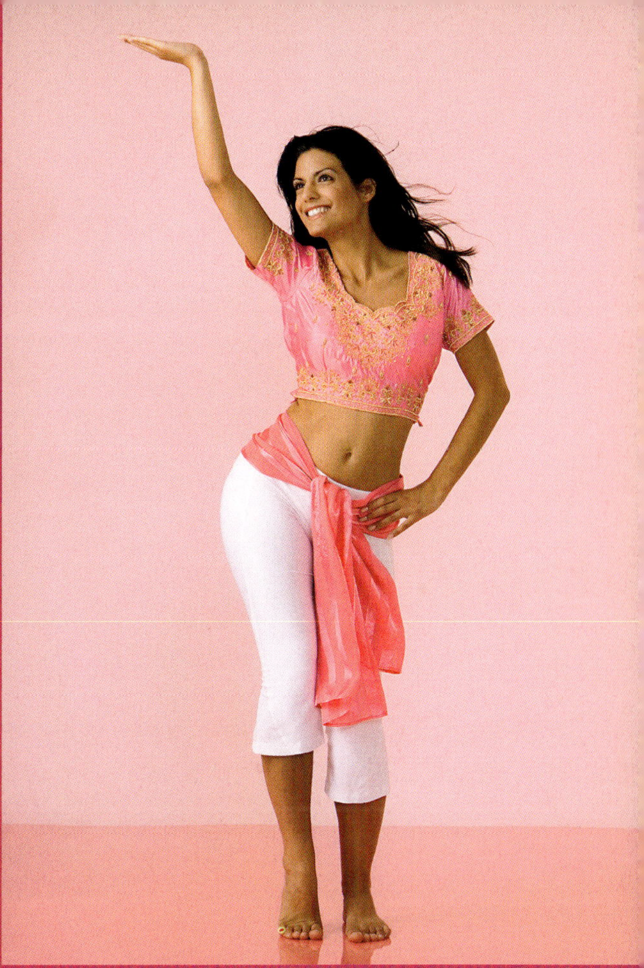

Wiederholungen: Sie führen das Muster »viermal Hüftschwung rechts – Grundschritt nach rechts – viermal Hüftschwung links – viermal Grundschritt nach links – viermal Hüftschwung links – viermal Hüftschwung rechts« am besten noch einmal weiteres Mal aus. Sie dürfen diese Mischung aus Grundschritt und Hüftschwung auch variieren, beispielsweise statt einem Grundschritt machen Sie drei, statt vier Hüftschwünge nur zwei. Alles klar? Wenn Sie dann schließlich zu einer neuen Bewegung übergehen, treten Sie mit einem Fuß ein Tala zur Seite und stellen beide Füße flach und eng nebeneinander.

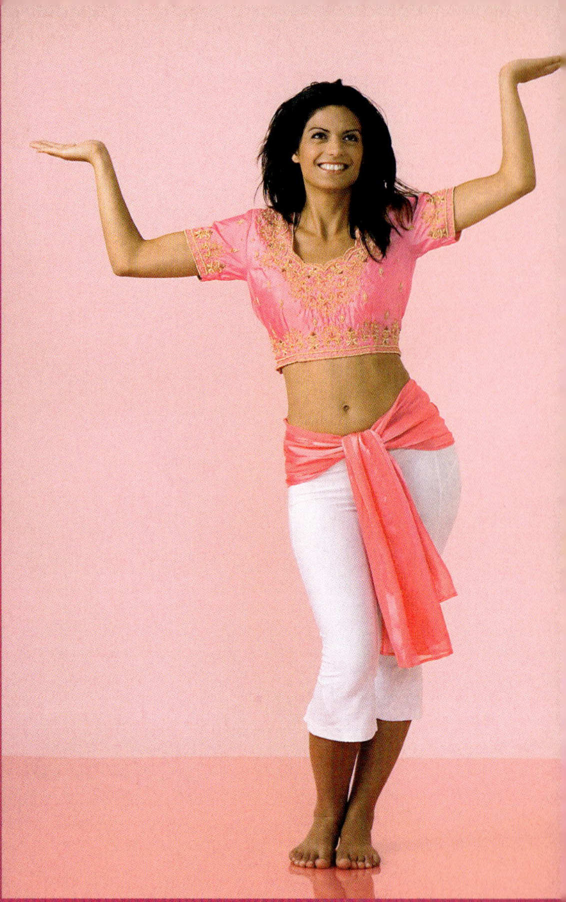

Tanzen Sie nach Ihrem Gefühl

Die Wiederholungs-Empfehlungen stellen nur Richtlinien dar. Wechseln Sie ruhig einmal in eine andere Bewegung, wenn Sie es für passend halten. Falls Sie nicht zählen wollen, verlassen Sie sich auf Ihr Gefühl. Normalerweise kommt man mit Zweier-, Vierer- und Achtersequenzen gut klar. Sollten Sie aus dem Takt geraten, brauchen Sie nicht zu verzweifeln: Gehen Sie in den Grundschritt, bis Sie den Rhythmus wieder spüren.

2 Schaukelndes Tablett mit wippenden Hüften

Tipp: Ihre Füße stehen wieder nebeneinander, die Arme befinden sich zunächst in Dreiecksposition. Sie dehnen die Hüften im Wechsel nach unten und oben. Solange Ihr Rücken gerade bleibt, dürfen Sie auch noch ein bisschen weiter in die Knie gehen.

So geht's: Stellen Sie sich vor, Sie würden mit Ihren Sitzknochen jeweils 16-mal in Sitzhöhe den Takt auf eine sich unter Ihnen befindende Doppeltrommel schlagen, also achtmal mit jeder Seite. Dann führen Sie viermal eine Wippe durch, während Sie eine Hand als Teller nach oben nehmen. Für weitere vier Wippen nehmen Sie die andere Hand nach oben. Nun gehen Sie in das »Schaukelnde Tablett« (siehe Seite 58) über. Diese Bewegung erinnert auch an schwingende Waagschalen, die als Symbol für Ausgeglichenheit stehen. Die Hüftbewegungen vollenden diese Harmonie. Der kräftige Schwung aus dem Oberkörper wird durch die Hüftwippen ausgeglichen. Während Sie bis »acht« zählen, machen Sie acht Hüftwippen. Vielleicht wollen Sie die Geschwindigkeit gegen Ende verdoppeln? Nur zu, probieren Sie es aus!

Wiederholungen: Um fortzufahren, benötigen Sie einen Übergang: Führen Sie eine Hüftwippe aus, während Sie eine Hand wieder nach unten nehmen, es folgen drei weitere Hüftwippen. Bei der nächsten (fünften) Hüftwippe geht die andere Hand nach unten, dann machen Sie wieder drei Hüftwippen.

Tanzen Sie mit Ihrer ganzen Seele

Eine praktische Übung: Richten Sie Ihren Blick zunächst ganz bewusst auf Ihre erhobene Hand. Nehmen Sie jetzt die Umgebung dahinter wahr. Dann verliert sich Ihr Blick noch weiter weg. Vielleicht stellen Sie sich das lebhafte Treiben in einer entfernt liegenden Straße vor. Schließlich wandert Ihr Blick sogar bis zum Horizont, Sie reisen in ein sehr fernes Land. Und schon sind Sie mittendrin im Träumen.

3 Ekapada mit wechselnder Armposition

Tipp: Das ist eine hübsche, geometrisch reizvolle Körperhaltung. Blicken Sie der »Tellerhand« nach. Nicht nur auf Sie selbst – wie oben beschrieben – wirkt dieser Blick, sondern er intensiviert auch den Ausdruck nach außen, der Ihre Zuschauer ergreifen wird.

So geht's: Sie führen wieder Hüftwippen durch, die Arme befinden sich erneut in Dreieckshaltung. Diesmal jedoch zählen Sie nur bis »sechs«, während Sie auf »sieben« und »acht« ausreichend Zeit haben, in Ekapada zu gehen.

Auf der Seite, auf der die Hüfte während der Wippe gerade unten ist, heben Sie den Unterschenkel und legen den flachen Fuß in Kniehöhe auf das andere Bein seitlich an. Gleichzeitig heben Sie nun die »Tellerhand« auf der Gegenseite.

Wiederholungen: Sie tanzen die Figur insgesamt siebenmal im Seitenwechsel. Auf »acht« verharren Sie einen Takt lang in der Endpose.

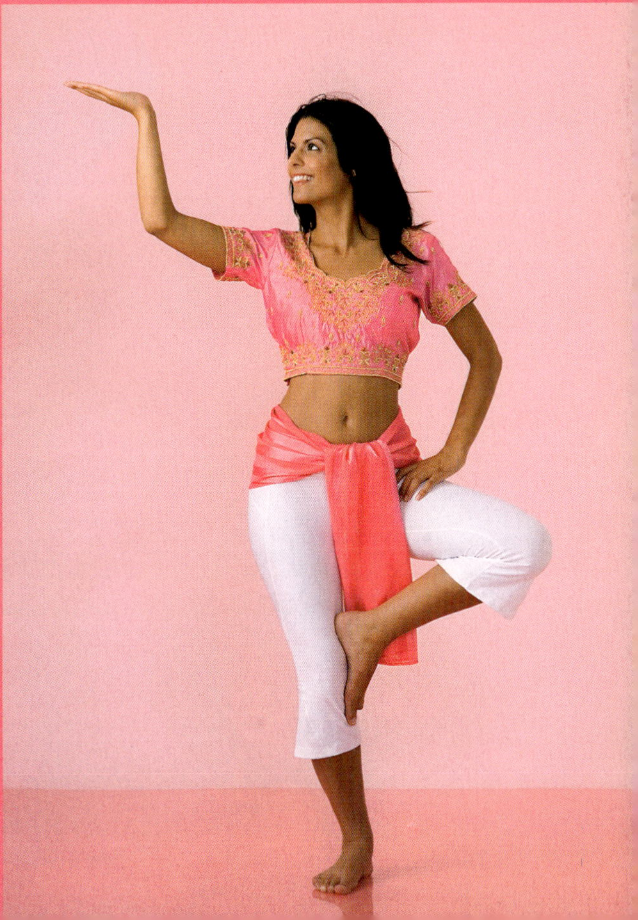

Sprechen Sie mit Ihren Händen

Viele Mudras passen gut zu einer Gesamtkörperhaltung mit gekreuztem Fuß. Das erfordert mehr Übung als manch temperamentvoller und schweißtreibender Schritt. Der Lohn sind ausdrucksstarke Hände bei allen Bewegungen, auch im Alltag. Sie brauchen aber keinesfalls zu befürchten, dass Sie sich dadurch eine übertriebene Gestik angewöhnen. Ihre Hände werden einfach nur viel lebendiger wirken.

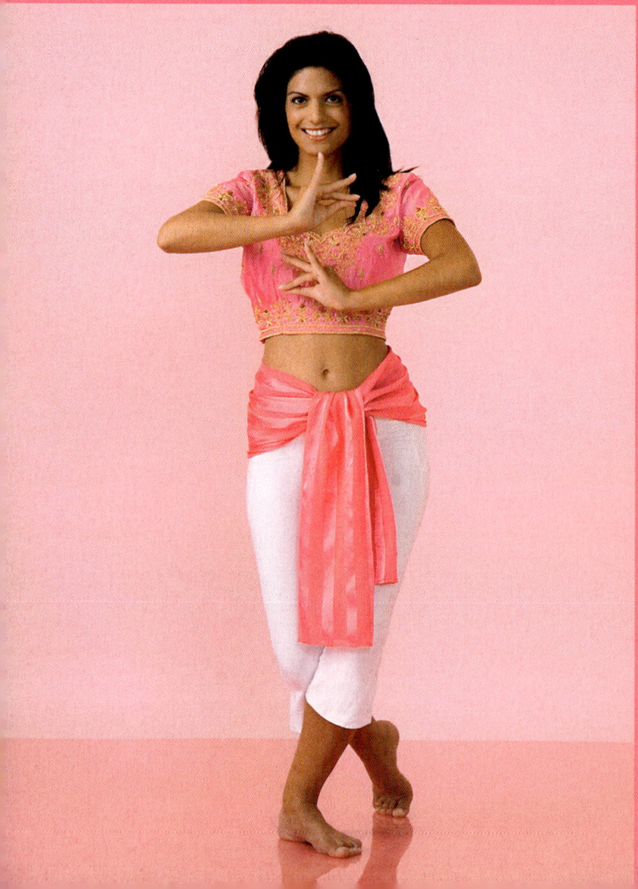

4 Fuß hinten gekreuzt mit Schwanengesicht

Tipp: Diese Handgeste hat in der Liebessymbolik ihren Platz. Interpretieren Sie sie ruhig nach Ihrer eigenen Fantasie. Ganz entscheidend ist, dass Sie lernen, die Mudras in Ihre Gesamtbewegungen zu integrieren.

So geht's: Sie führen erneut Ekapada im Wechsel aus, nämlich sechsmal. Bei »sieben« legen Sie den Fuß nicht mehr ans Standbein, sondern Sie kreuzen ihn hinter der Ferse des Standbeins. Gleichzeitig geben Sie mit beiden Knien ganz geschmeidig nach.

Bei »acht« formen Sie beide Hände zum Mudra »Schwanengesicht« (siehe Seite 63) seitlich über der Brust. Sie zählen bis »vier« und schlagen währenddessen viermal mit den Fingern aufeinander.

Wiederholungen: Sie brauchen diesen Schritt nicht zu wiederholen; schwingen Sie den hinten gekreuzten Fuß kurz ein wenig zurück und setzen Sie ihn zweieinhalb Tala weit zur Seite auf. Sehr schön wirken hier auch dei »Lotoshände« (siehe Seite 63), die sich umeinander herumwinden

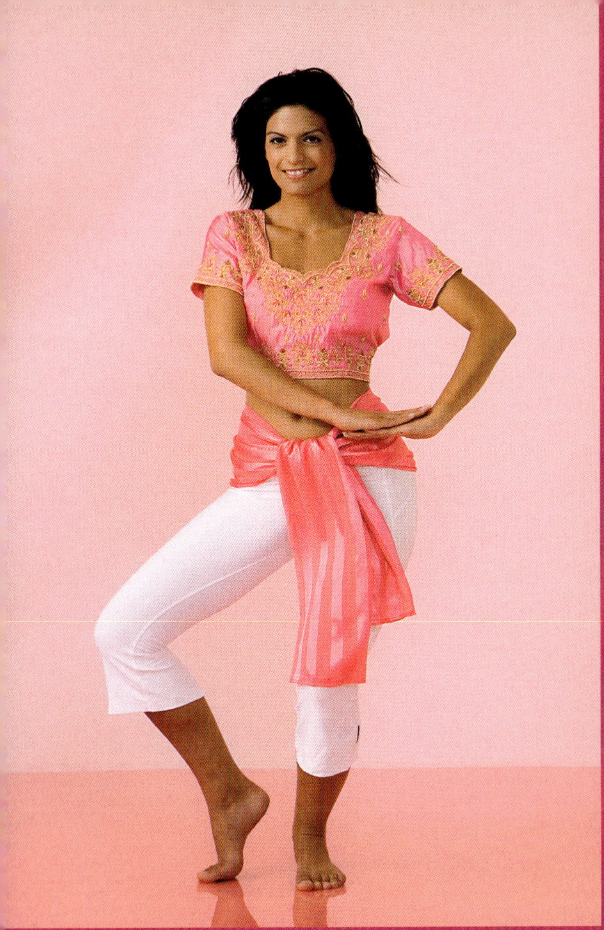

5 Prenkana mit aufeinandergelegten Händen

Tipp: Diese Bewegungseinheit wirkt zwar lässig, dehnt und streckt aber dennoch sehr wirkungsvoll die Beinmuskulatur sowie das Becken. Die Handstellung verbindet die Arme zu einem harmonischen Gesamtbild; die Schultern entspannen sich.

So geht's: Den anderen Fuß setzen Sie nun in Prenkana neben das Standbein. Die aufeinandergelegten Pataka-Hände platzieren Sie seitlich. Diese Pose wiederholen Sie mehrmals auf jeder Seite. Der Rhythmus entspricht etwa dem des Grundschritts.

Sie zählen dann bis »vier« und führen viermal die Pose aus, bei »fünf« und »sechs« bleiben Sie in der Pose, bei »sieben« wechseln Sie zur anderen Seite und bei »acht« verharren Sie in der Pose. Sie verlangsamen also das Tempo, was die Aufmerksamkeit der Zuschauer erhöht und Ihre Konzentrationsfähigkeit fördert.

Wiederholungen: Sie können diese Bewegungssequenz (Step 1 bis 5) nochmals durchführen.

Sinnliche Wahrnehmung mit den Ohren

Gute Musik kann Ihr Ohr für weitere Klangfantasien inspirieren. So wie Sie sich mit dem Blick in die Ferne geträumt haben, können Sie auch Ihre akustische Vorstellungskraft anregen. Plötzlich trägt Sie eine Klangwolke an einen fernen Ort in Indien: Sie hören die Trommeln einer herannahenden Prozession, die Rufe exotischer Vögel, das Sirren der Moskitos, das Plätschern des Monsunregens und natürlich das nie endende Hupkonzert im Straßenchaos.

In eine völlig andere Rolle schlüpfen

Sie dürfen sich auch mal wie eine geheimnisvolle Tempeltänzerin fühlen. Vielleicht denken Sie dabei an ein Ideal von göttlichem Ehemann, der nach indischer Tempeltanztradition für Sie bestimmt ist. Sie müssen nur daran glauben.

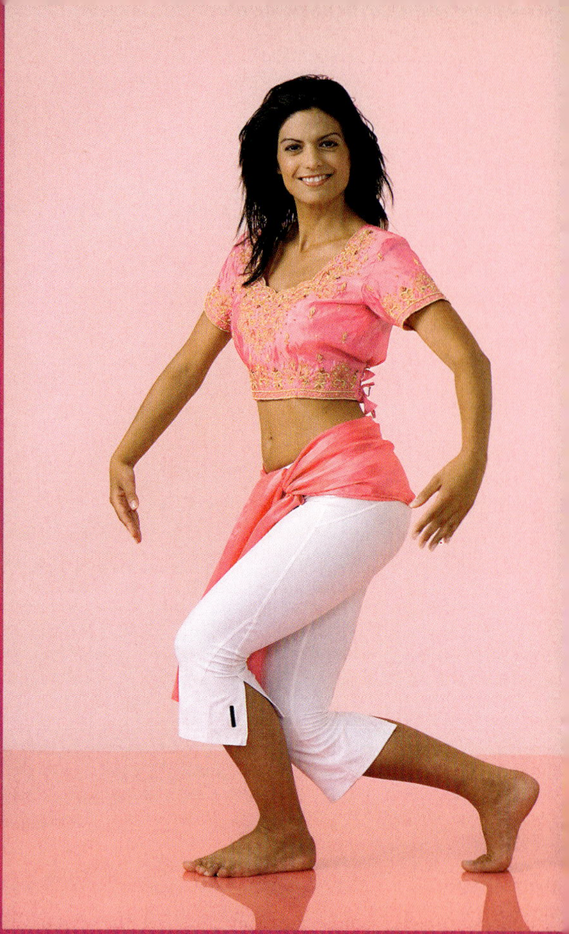

6 Übergang in die Devadasi-Pose

Tipp: Sie sollten auf keinen Fall wackeln Ihr Unterkörper bleibt absolut ruhig. Das Becken verschiebt sich nicht. Durch das Hinwenden des Oberkörpers zum Betrachter entsteht der reizvolle Eindruck, dass sich der Körper wie eine Wendeltreppe von unten nach oben um seine eigene Mittelachse geschmeidig windet.

So geht's: Sie haben die Füße nach Prenkana wieder zusammengestellt. Sie gehen mit dem linken Fuß einen Schritt um 90 Grad nach rechts, heben den rechten Fuß und setzen ihn hinter dem linken mit dem Vorderfuß auf.

Nun befindet sich Ihr Körper in der seitlichen Position. Gehen Sie so weit wie möglich in die Knie. Becken und Unterkörper bleiben exakt zur Seite positioniert, während Sie die Arme langsam in einem weiten Bogen nach oben führen und sich Ihr Oberkörper zum Zuschauer hin wendet. Beugen Sie die Knie noch ein wenig tiefer, der Winkel von Unter- und Oberschenkel sollte jedoch die 90-Grad-Grenze nicht überschreiten.

7 Abschließende Devadasi-Pose

Tipp: Dies ist die erotische, hingebungsvolle Haltung der indischen Tempeltänzerinnen. Obwohl sie leicht aussieht, ist sie recht schwierig. Daher sollten Sie sie so lange immer wieder üben, bis sich Ihre Körpersilhouette schließlich schlangenhaft biegsam darstellt.

So geht's: Strecken Sie die Oberarme und knicken Sie die Unterarme locker ab, sodass diese sich hinter dem Kopf überkreuzen. Rücken und Kopf müssen dabei unbedingt gerade bleiben.

Zählen Sie mindestens bis »acht« und halten Sie durch. Fortgeschrittene und Mutige lassen ihre Gesichtsmimik spielen:

Schauen Sie mit wachem Blick von einer Seite zur anderen, natürlich ohne den Kopf mitzudrehen. Heben und senken Sie die Augenbrauen. Versuchen Sie, die Augen zu rollen: Sie blicken langsam zunächst nach links, dann nach oben, ohne dabei die Stirn zu runzeln, dann nach rechts und nach unten. Reißen Sie die Augen bitte nicht zu weit auf. Die feinen Muskeln dürfen nur ganz vorsichtig aktiviert werden.

Wiederholungen: Diese Pose ist die einmalige Krönung Ihres Tanzes. Daher gibt es hier keine Wiederholung, sondern allenfalls noch eine kleine Steigerung (siehe Foto unten rechts).

8 Variante mit erhobenen Anjali-Händen

Tipp: Vom Hinterkopf aus gehen Sie nun in die Grußgeste für die Götter, die zur Devadasi-Pose besonders eindrucksvoll wirkt. Legen Sie die Daumen an.

So geht's: Sie legen die Handflächen genau über der Mitte Ihres Oberkopfes aufeinander. Zählen Sie mindestens bis »drei« und beenden Sie Ihren Tanz, indem Sie den vorderen Fuß belasten und den hinteren, jetzt unbelasteten, einfach anstellen. Breiten Sie die Arme seitlich im weiten Bogen nach unten aus. Sie stehen nun wieder in der »Grundstellung A«.

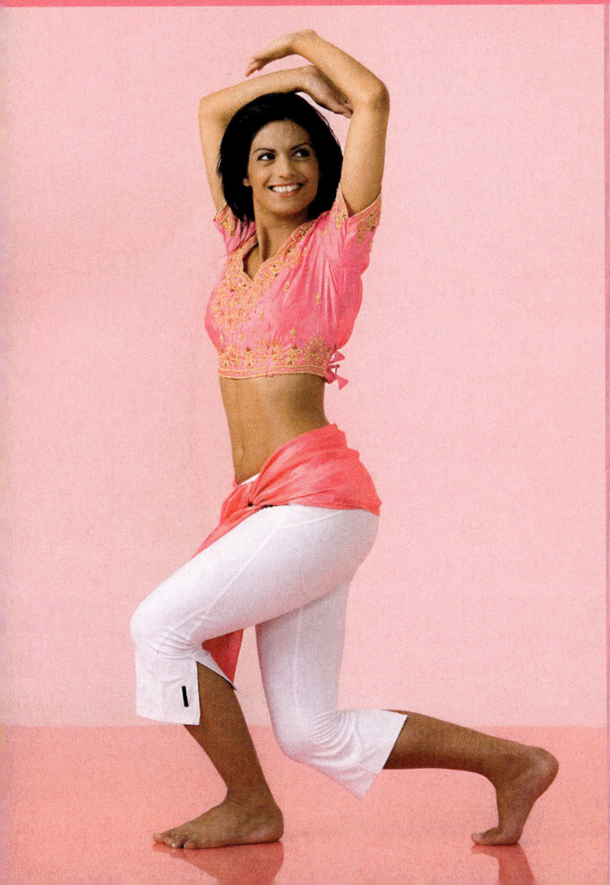

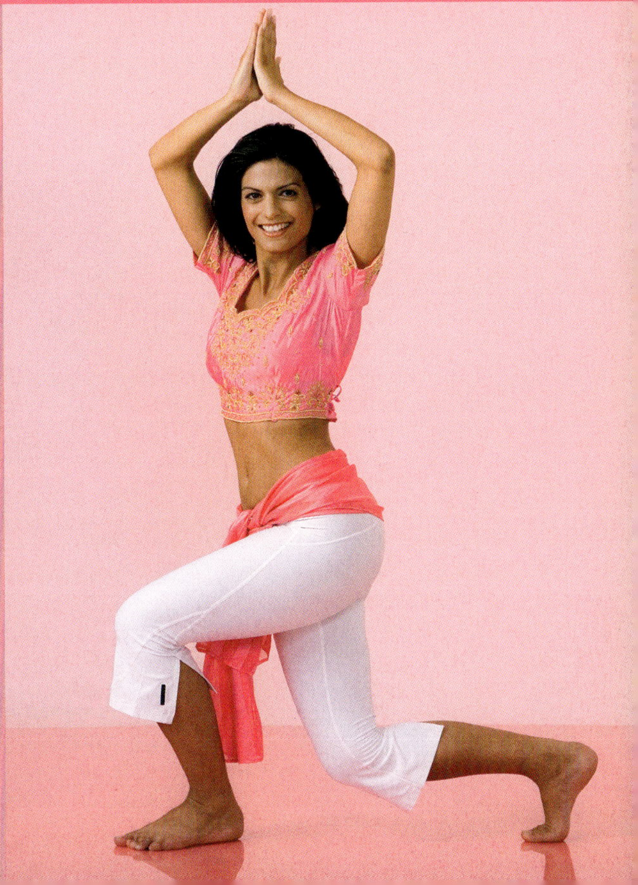

Register

Literatur und Dank

- **Alexowitz, Mariam:** Traumfabrik Bollywood, Indisches Mainstream Kino, Horlemann Verlag, Bad Honnef, 2003
- **Bachchan, Amitabh (Vorwort), Haham, Connie:** Enchantment of the Mind Manmohan Desai's Films, Verlag: Roli Books Pvt Ltd, India, New Delhi, 2006
- **Baldissera, Fabrizia u. Michaels, Axel:** Der indische Tanz, Körpersprache in Vollendung, Du Mont Buchverlag, Köln 1988
- **Grover, Satish:** Masterieces of Traditonal Indian Architecture, Verlag: Roli Books Pvt Ltd, India, New Delhi, 2004
- **Pischel, Richard,** review of Regnaud 1884, Gottingische Gelehrte Anzeigen, 1885
- **Pischel, Richard:** Leben und Lehre des Buddha, Verlag B. G. Teubner, Leipzig 1910
- **Schneider, Alexandra:** Das indische Kino und die Schweiz, Gva Vertriebsgemeinschaft, 2002
- **Tarlekar, G. H.:** Studies in the Natyashastra, Motilal Banarsidass Publishers Pvt Ltd, Second Edition, Delhi 1991
- **Tharoor, Shashi u. Knecht, Peter:** Bollywood, Insel Verlag, Frankfurt a. Main, 2006
- **Vatsyayan, Kapila:** Bharata, The Natyashastra, Sahitya Akademi, Delhi 1996

Internetportale:

- **U. a. hier finden Sie aktuelle Informationen zum Thema Bollywood:** www.bollywood-dance.de , www.bollywood-muenchen.de, www.bollywood-tanz.de

Danksagung und Widmung

... für Chitra, die Familien Jayacodi und Gomes, Herrn Sharma und Herrn Chakra Barti, die alle schon wissen, warum
... für meinen Vorfahren, den berühmten Indologen Richard Pischel, gest. 1908 in Madras, der über die Entwicklung vom altindischen Tanztheater zum heutigen Bollywood-Filmtanz nicht nur vom wissenschaftlichen Standpunkt aus staunen würde
... für meine Freundin und Geschäftspartnerin im Münchner »Studio Morgenland« Margot F. Ibrahim, die mir oft den Rücken frei gehalten hat und als Bollywood-Cineastin mit wertvollen Tipps zur Seite stand
... und für alle meine Tanz-Schülerinnen, ohne die meine praktischen Erfahrungen kaum möglich wären!

Impressum

Bibliografische Information der Deutschen Nationalbibliothek
Die Deutsche Bibliothek verzeichnet diese Publikation in der Deutschen Nationalbibliografie; detaillierte bibliografische Daten sind im Internet über http://dnb.d-nb.de abrufbar

Wichtiger Hinweis:

Die im Buch veröffentlichten Ratschläge wurden von Verfasser und Verlag sorgfältig erarbeitet und geprüft. Eine Garantie kann dennoch nicht übernommen werden. Ebenso ist die Haftung des Verfassers bzw. des Verlages und seiner Beauftragten für Personen-, Sach- und Vermögensschäden ausgeschlossen.

Bildnachweis:
Fotos:
akg-images / Jean-Louis Nou S. 15; defd / defd S. 11, 16, 23
Übungsfotos: Silvia Lammertz, München

Projektleitung: Bettina Huber
Redaktion: Birgit Kaltenthaler
Bildredaktion: Markus Röleke
Umschlagkonzeption: griesbeckdesign, München
Herstellung: Dagmar Guhl
Layoutkonzeption und Satz: griesbeckdesign, München
Reproduktion: Repro Ludwig, A-Zell am See
Druck und Bindung: Offizin Anderson Nexö Leipzig GmbH, Zwenkau
Printed in Germany

Gedruckt auf umweltfreundlich chlorfrei gebleichtem Papier.

ISBN 13: 978-3-426-64466-9

Knaur

So kommen Sie aus dem Stillstand raus!

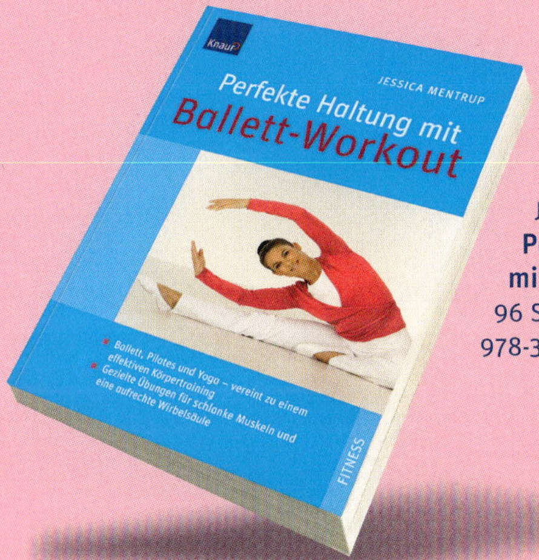

Jessica Mentrup
Perfekte Haltung mit Ballett-Workout
96 Seiten
978-3-426-64327-8

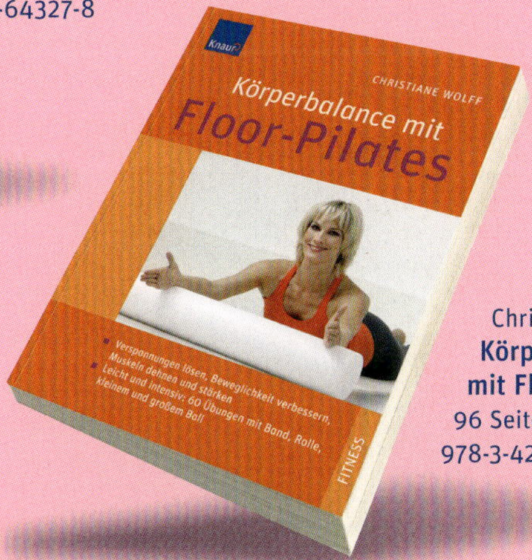

Christiane Wolff
Körperbalance mit Floor-Pilates
96 Seiten
978-3-426-64472-0

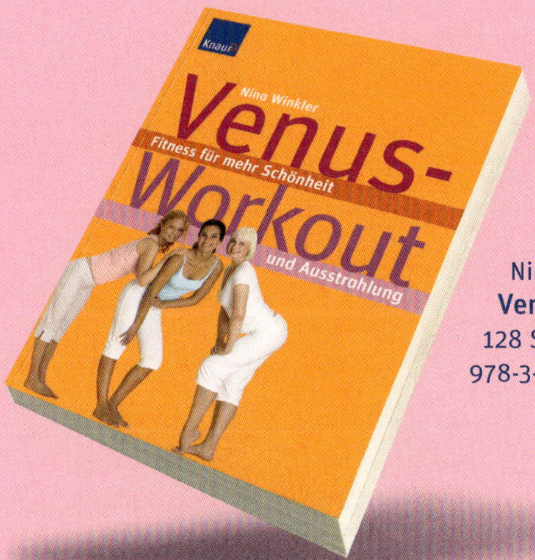

Nina Winkler
Venus-Workout
128 Seiten
978-3-426-64474-6

Weitere Titel aus den Bereichen Gesundheit, Fitness und Wellness finden Sie im Internet unter www.wohl-fit.de

So üben Sie Bollywood-Dance mit der CD

Die CD enthält vier Übungsprogramme mit Anleitungen und einem weiteren Track ausschließlich mit Musik!

Der erste Block enthält neun Übungen zum Aufwärmen und Einstimmen, der zweite Block einen kleinen Morgentanz, um Frische und Energie für einen langen Tag aufzutanken, der dritte bringt Ihren Kreislauf ordentlich auf Touren und formt dabei Ihren Körper mit dem Bauch-Beine-Po-Programm.
Das vierte Übungsprogramm Bollywood-Träume verhilft Ihnen schließlich zu einem geschmeidigen Körper, verbessert die Koordinationsfähigkeit und sorgt für eine exzellente Haltung. Zum Schluß haben Sie Gelegenheit, zu mitreißender Bollywood-Musik ohne Anleitung frei zu improvisieren. Ihr Körper wird sich ganz von alleine bewegen.

Die Bezeichnung der einzelnen Übungen decken sich selbstverständlich mit denen aus dem Buch, sodass Sie diese leicht wiederfinden und nachlesen können.

Beginnen Sie immer mit dem ersten Übungsblock: das Aufwärmprogramm. Die darin enthaltenen neun Übungen sind so ausgewählt, dass Sie nicht nur ideal zum Aufwärmen von Kopf bis Fuß sind, sondern bereits Bausteine für künftige Workouts bilden. Sie können Sie auch einzeln anwählen. Dies ermöglicht Ihnen, Tempo und Dauer der Einzelübung selbst zu bestimmen bzw. sich gelegentlich nur mit einer Sache nach Ihrem Geschmack zu beschäftigen. Idealerweise führen Sie aber die Übungen in der vorgegebenen Reihenfolge durch.

So vorbereitet macht Ihnen im Anschluß der dynamische Morgentanz gewiss großen Spaß. Ob Sie zusätzlich die anderen Programmteile (z. B. Kombination Bauch/Beine/Po) im täglichen Wechsel oder alle hintereinander üben, steht Ihnen frei. Nehmen Sie sich jedoch nicht zu viel vor. Für den Anfang genügt es durchaus, immer wieder den ersten Block zu üben.

Der letzte Musikteil Bollywood-Traum schließlich ist auch als musikalische Grundlage für Ihre künftigen Bollywood-Parties geeignet. An diesem Teil werden Sie noch viel Tanzvergnügen haben, wenn Sie den Übungsteil längst in- und auswändig ohne Anleitung beherrschen.

Beim Tanzen ohne Anleitung verlassen Sie sich auf Ihr Ohr. Geben Sie sich Ihren eigenen Stimmungen hin!
Die Musik bietet hierfür ein breites Spektrum an.
Diese Inspiration soll Ihnen auch ermöglichen, sich auf die zahlreichen auf dem Markt erschienenen Bollywood-und Bhangra-CD's einzufühlen.

Ich wünsche Ihnen viel Spaß beim Hören und Tanzen mit dieser CD!